Dr. med. Heike Bueß-Kovács

Eisenmangel
Ursachen, Symptome und wirksame Selbsthilfe

Kompakt-Ratgeber

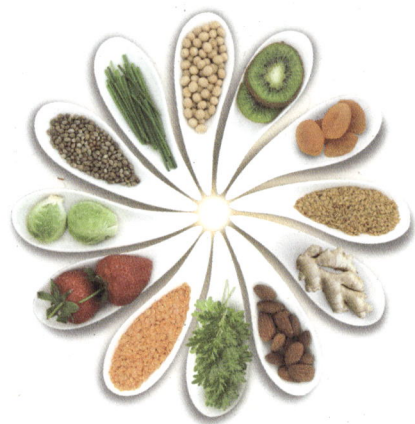

Haben Sie Fragen an Dr. Heike Bueß-Kovács?
Anregungen zum Buch?
Erfahrungen, die Sie mit anderen teilen möchten?

Nutzen Sie unser Internetforum:
www.mankau-verlag.de

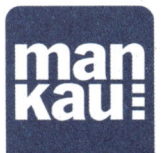

Impressum

Bibliografische Information der Deutschen Nationalbibliothek
Die Deutsche Nationalbibliothek verzeichnet diese Publikation in der
Deutschen Nationalbibliografie; detaillierte bibliografische Daten sind
im Internet über http://dnb.d-nb.de abrufbar.

Dr. med. Heike Bueß-Kovács
Eisenmangel
Ursachen, Symptome und wirksame Selbsthilfe
Kompakt-Ratgeber
ISBN 978-3-86374-290-4
2. aktual. u. erw. Aufl. 2020 (1. Aufl. 2016)

Mankau Verlag GmbH
D-82418 Murnau a. Staffelsee
Im Netz: www.mankau-verlag.de
Internetforum: www.mankau-verlag.de/forum

Redaktion: Julia Feldbaum, Augsburg
Endkorrektorat: Susanne Langer-Joffroy M. A., Germering
Cover/Umschlag: Andrea Barth, Guter Punkt GmbH & Co. KG, München
Layout: X-Design, München
Satz und Gestaltung: Lydia Kühn, Aix-en-Provence, Frankreich
Energ. Beratung: Gerhard Albustin, Raum & Form, Winhöring

Abbildungen/Fotos: farbkombinat - Fotolia.com (4, 10/11); Lars Zahner - Fotolia.com (4,5u, 20/21, 61); Pixelrohkost - Fotolia.com (50, 78/79); Niki Love - Fotolia.com (6); Friday - Fotolia.com (9); Björn Wylezich - Fotolia.com (12); dermatzke - Fotolia.com (15); Henrie - Fotolia.com 25(); Arsha - Fotolia.com (32); Alterfalter - Fotolia.com (35); Balloge - Fotolia.com (36); Leonid Andronov - Fotolia.com (38); detailblick-foto - Fotolia.com (42); grafikplusfoto - Fotolia.com (45); Coloures-pic - Fotolia.com (48); Zarathustra - Fotolia.com (53); Robert Kneschke - Fotolia.com (55); contrastwerkstatt - Fotolia.com (58); underdogstudios - Fotolia.com (69); william87 - Fotolia.com (71); Heike Rau - Fotolia.com (75); Johan Larson - Fotolia.com (76); Mara Zemgaliete - Fotolia.com (81); nataliafrei - stock.adobe.com (96); mizina - stock.adobe.com (107); Brent Hofacker - stock.adobe.com (115)

Druck: Westermann Druck Zwickau GmbH, Zwickau/Sachsen

»Ich bin ein Öko-Buch!«
Das im Innenteil eingesetzte EnviroTop-Recyclingpapier wird ohne zusätzliche Bleiche, ohne optische Aufheller und ohne Strichauftrag produziert. Es besteht zu 100 % aus recyceltem Altpapier und entstammt einer CO_2-neutralen Produktion. Das Papier trägt das Umweltzeichen »Der blaue Engel«.

Hinweis für die Leser: Die Autorin hat bei der Erstellung dieses Buches Informationen und Ratschläge mit Sorgfalt recherchiert und geprüft, dennoch erfolgen alle Angaben ohne Gewähr. Verlag und Autorin können keinerlei Haftung für etwaige Schäden oder Nachteile übernehmen, die sich aus der praktischen Umsetzung der in diesem Buch vorgestellten Anwendungen ergeben. Bitte respektieren Sie die Grenzen der Selbstbehandlung und suchen Sie bei Erkrankungen einen erfahrenen Arzt oder Heilpraktiker auf.

Vorwort

Nach Schätzungen der WHO leiden über 30 Prozent der Weltbevölkerung an Eisenmangelanämie – Eisenmangel ist somit eine der häufigsten Gesundheitsstörungen weltweit. Die Symptome des Eisenmangels sind facettenreich: Besonders chronische Müdigkeit, Abgeschlagenheit, Konzentrationsmangel und Leistungsabfall sollten an einen Eisenmangel denken lassen! Aber auch ein Eisenüberschuss kann zu ganz ähnlichen Symptomen führen. Das ist die schlechte Nachricht.

Die gute ist: Störungen des Eisenstoffwechsels, insbesondere ein Eisenmangel, lassen sich ausgezeichnet behandeln! Weder braucht es eine aufwendige Diagnostik noch eingreifende Therapien. So bringt die Messung weniger Blutparameter einen Eisenmangel ans Tageslicht. Mit bewusster Ernährung und modernen Präparaten können die Eisenspeicher rasch aufgefüllt, Gesundheit und Wohlbefinden wiederhergestellt werden.

Die Botschaft für Sie als Leserin und Leser: Nehmen Sie gesundheitliche Probleme, die auf eine Störung des Eisenhaushalts deuten könnten, nicht einfach hin. Werden Sie aktiv, konsultieren Sie Ihren Arzt und lassen Sie Ihre Werte untersuchen. Sie werden staunen, wie schnell Sie Vitalität, Leistungskraft und Lebensfreude wiedererlangen!

Inhalt

Vorwort 3
Inhalt 4
Einführung 6

Wunderwirkstoff Eisen — 11

Das Element Eisen 12
Eisenvorkommen in der Natur 12
Eisen im Körper: die wichtigsten Aufgaben und Funktionen 13
Eisen: zentrales Element des Blutes 14
Laborwerte 19

Eisenmangel und Eisenüberschuss — 21

Wenn zu wenig Eisen im Körper ist 22
Was geschieht bei Eisenmangel? 22
Verminderte Blutbildung 23
Kreislauf- und Atemprobleme 23
Energiemangel 24
Geschwächtes Immunsystem 27
Probleme mit Haut, Haaren und Nägeln 28
Die wichtigsten Laborwerte für die Haarausfalldiagnostik .. 29
Gestörter Hormonstoffwechsel 30
Risikogruppen für einen Eisenmangel 39
Schnelltest Eisenmangel 63

Die Eisenspeicherkrankheit 65
Ursachen und Zeichen der Hämochromatose 66
Wie lässt sich eine Hämochromatose diagnostizieren? 70
Welche Therapien helfen, den Eisenüberschuss zu normalisieren? 72
Wie ist die Prognose? 74

Eisenüberschuss durch die Ernährung? 76
Eine Extraportion Eisen 77

Strategien für einen gesunden Eisenhaushalt   79

Ausgewogene Ernährung: die Basis für Ihre Gesundheit 80
Welche Lebensmittel sind besonders reich an Eisen? 83
Köstliche Rezepte 94
Was fördert die Eisenaufnahme, was hemmt sie? 116
Eisensubstitution durch Nahrungsergänzungsmittel? 117
Wann ist eine Mikronährstofftherapie mit Eisen angezeigt? 118
Die wichtigsten Fragen und Antworten vom Bundesinstitut für Risikobewertung 119

Hilfreiche (Web-)Adressen 125
Register 126

Einführung

Eisen ist ein ganz zentrales und lebenswichtiges Element, das im Körper essenzielle Aufgaben erfüllt. So ist Eisen beispielsweise für den Sauerstofftransport im Blut verantwortlich. Der Sauerstoff, den wir mit jedem Atemzug in unseren Körper aufnehmen, wird in den roten Blutkörperchen an Eisen gebunden und kann so durch den gesamten Blutkreislauf bis zu jeder Zelle transportiert werden. Eisen hat aber noch viele andere Funktionen, es stärkt Abwehrkräfte, Leistungsfähigkeit und Vitalität, es sorgt für eine gesunde Haut sowie gesunde Haare und Nägel. Der Organismus kann Eisen nicht selbst bilden, deshalb muss das metallische Element mit der Nahrung aufgenommen werden.
Eisenmangel kann fatale Folgen haben und sich mit schweren körperlichen und seelisch-geistigen Ein-

Energielosigkeit ist ein typisches Zeichen für einen Eisenmangel.

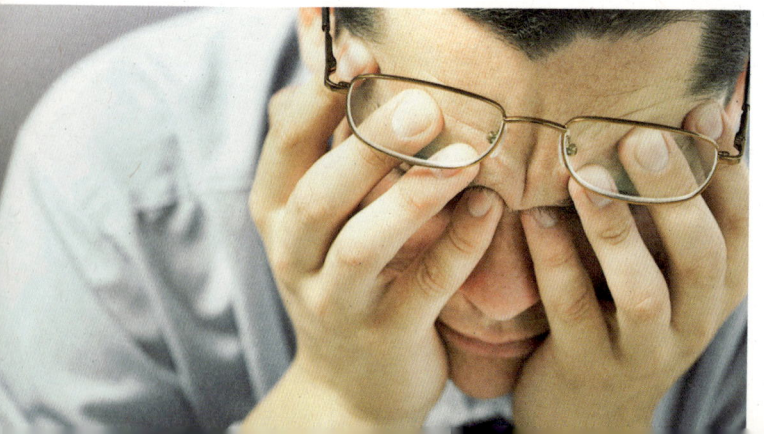

schränkungen zeigen. Ein ganz typisches Symptom eines Eisendefizits ist Blutarmut, die sich mit Müdigkeit, Abgeschlagenheit, Leistungsabfall, Konzentrationsstörungen, Abwehrschwäche und Blässe im Organismus niederschlägt. Doch auch zahlreiche andere Krankheiten und Störungen, die Betroffene und auch viele Ärzte zunächst gar nicht in Zusammenhang mit Eisenmangel bringen, können zu chronischen seelischen und körperlichen Leiden führen und die Lebensqualität enorm beeinträchtigen:

▶ Depressive Verstimmungen, Ängste, Lustlosigkeit, Antriebslosigkeit, Erschöpfung bis hin zum Burn-out sind häufiger als gedacht auf ein Eisendefizit zurückzuführen!

▶ Schwindel, Schlafstörungen, allgemeine Schwäche sowie Kreislaufstörungen und Herzbeschwerden treten häufig in Zusammenhang mit Eisenmangel auf!

▶ Zappeligkeit, Unruhe bis hin zum handfesten ADHS sowie Wachstumsstörungen bei Kindern und Jugendlichen haben oft mit einem aus der Balance geratenen Eisenhaushalt zu tun!

▶ Die Funktionen der Schilddrüse hängen nicht nur in existenzieller Weise von Jod, sondern auch von Eisen ab. Schilddrüsenfunktionsstörungen sowie die gefürchtete Hashimoto-Thyreoiditis, eine Autoimmunerkrankung der Schilddrüse, hängen – für viele Menschen völlig unbekannt – ganz oft mit einem Eisenmangel zusammen!

Aber nicht nur ein Zuwenig an Eisen, sondern auch ein Zuviel, das beispielsweise durch erblich bedingte Stoffwechselkrankheiten hervorgerufen wird, können vielfältige Auswirkungen auf den Organismus haben.

Welche Rolle spielt Eisen im Körper? Wer hat ein erhöhtes Risiko für einen Eisenmangel und welche Symptome zeigen sich dann? Wie können Eisenmangel- oder Eisenüberschusskrankheiten vom Arzt diagnostiziert und behandelt werden? Wie lässt sich der Eisenbedarf mit der Ernährung decken, und welche Nahrungsmittel sind besonders eisenreich? Diese und andere wichtige Fragen werden in diesem Ratgeber beantwortet. Sie erhalten viele wertvolle Tipps zu einer ausgewogenen Ernährung und zu den Möglichkeiten einer gezielten Substitution mit Nahrungsergänzungsmitteln. Außerdem erfahren Sie, wie der Arzt Störungen des Eisenhaushalts auf die Spur kommen und welche therapeutischen Maßnahmen er ergreifen kann. Die gute Nachricht: Störungen des Eisenhaushalts lassen sich sehr gut diagnostizieren und behandeln. Ein Eisenmangel beispielsweise kann durch die Messung weniger Blutparameter festgestellt und mit wirkungsvollen Medikamenten ausgeglichen werden.

MASSEINHEITEN KURZ ERKLÄRT

INFO

Gebräuchliche Maßeinheiten in der Labormedizin sind Gramm (g), Milligramm (mg), Mikrogramm (µg), Liter (l), Deziliter (dl) und Milliliter (ml).

Dabei sind:
1 g   = 1000 mg
1 mg = 1000 µg
1 l   = 1000 ml
1 dl = 100 ml
1 ml = 1000 µl

Die Konzentrationen in der Labormedizin sind oft sehr niedrig, deshalb werden häufig die dezimalen Vorsätze verwendet:

Milli = 10^{-3}
Mikro = 10^{-6}
Nano = 10^{-9}
Pico = 10^{-12}

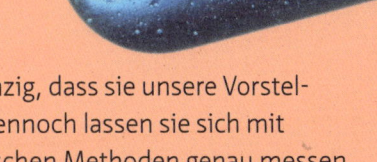

Diese Mengen sind so winzig, dass sie unsere Vorstellungskraft übersteigen. Dennoch lassen sie sich mit modernen labormedizinischen Methoden genau messen.

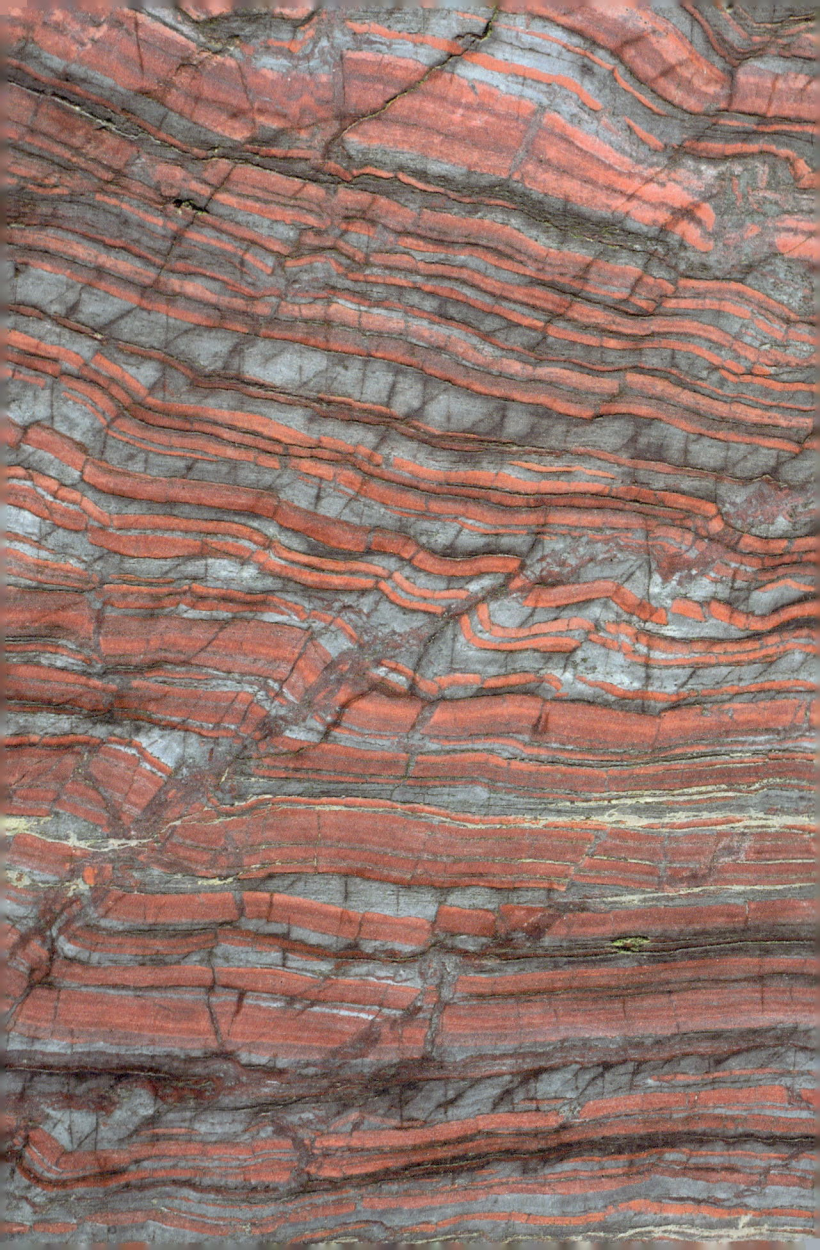

Wunderwirkstoff Eisen

Wer meint, dass das metallische Element Eisen nur im Gestein vorkommt, irrt. Eisen zirkuliert auch im menschlichen Körper, wenngleich nur in winzigen Mengen. Im Organismus hat das Metall wichtige Funktionen und wirkt bei ungefähr 180 Körperprozessen mit.

Das Element Eisen

Eisen ist eines der chemischen Elemente des Periodensystems. Es hat die Abkürzung Fe, die für das lateinische Wort Ferrum steht. In Bezug auf den Massenanteil ist Eisen nach Sauerstoff, Silizium und Aluminium das vierthäufigste Element in der Erdkruste und das zweithäufigste Metall – nur Aluminium kommt noch häufiger vor.

Eisenvorkommen in der Natur

Am häufigsten kommt Eisen in Erzgesteinen vor. Selten kann man das Metall auch in Meteoriten entdecken. Bevor die Menschen lernten, Eisen aus Erzen zu gewinnen, nutzten sie das Meteorit-Eisen, das im alten Ägypten als ›Eisen des Himmels‹ bezeichnet wurde. Da es von großer Seltenheit war, galt es als besonders wertvoll und

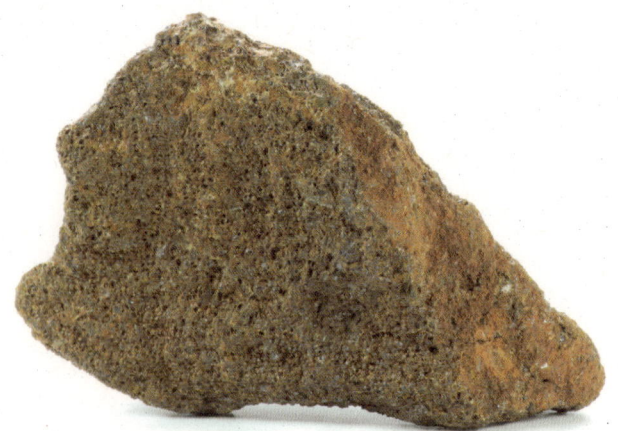

wurde bevorzugt zu Schmuck verarbeitet. Die ältesten Fundstücke stammen aus Mesopotamien und wurden von den dort damals ansässigen Sumerern hergestellt. In der Stadt Ur fanden Archäologen einen Dolch mit einer Klinge aus Gestirn-Eisen sowie einem bronzenen Griff, der um 3100 v. Chr. geschmiedet worden war. Weltweit gibt es unterschiedliche Eisenerzvorkommen. Besonders reich an Eisenerzen sind Australien, Brasilien und China.

Eisen im Körper: die wichtigsten Aufgaben und Funktionen

Eisen wird als Spurenelement bezeichnet, weil die Mengen des metallischen Elements nur verschwindend gering sind und sich im Mikrogrammbereich bewegen. Der Körper kann Eisen nicht selbst bilden, deshalb muss das Spurenelement über die Nahrung aufgenommen werden. Welche große Bedeutung Eisen für den Organismus hat, ist schon seit Jahrtausenden bekannt. Der griechische Gelehrte Herodot (ungefähr 490–430 v. Chr.) empfahl bereits, rostige Nägel in saure Äpfel zu stecken und diese dann zu verzehren. So sollte nach seiner Vorstellung die Eisenzufuhr erhöht werden.

Eisen wird im Blutserum gemessen, oft auch mit anderen Werten, die beim Eisenstoffwechsel mit eine Rolle spielen, wie zum Beispiel Ferritin oder Transferrin. Frauen haben als Normalwert 60–180 µg/dl Eisen im Blut, Männer 70–180 µg/dl. Bei Kindern liegt der Normalwert zwischen 30 und 140 µg/dl.

Eisen: zentrales Element des Blutes

Wie Sie ja schon wissen, spielt Eisen eine existenzielle Rolle bei der Blutbildung und der Versorgung aller Zellen mit lebenswichtigem Sauerstoff. Von besonderer Bedeutung sind dabei die Erythrozyten, der rote Blutfarbstoff Hämoglobin sowie das Muskeleiweiß Myoglobin.

Erythrozyten

Die roten Blutkörperchen werden in der Fachsprache Erythrozyten genannt. Sie enthalten den Blutfarbstoff Hämoglobin, der für die Sauerstoff- und Kohlendioxidbindung zuständig ist. Die Erythrozyten verteilen so den Sauerstoff im ganzen Körper und transportieren ihn zu allen Zellen. Die winzig kleinen roten Blutkörperchen haben eine scheibenförmige Gestalt mit einer leichten Einbuchtung in der Mitte. Ihre Größe beträgt nicht mehr als 7,5 µm. Sie bestehen zu 90 Prozent aus Hämoglobin und enthalten auch Wasser. Die Erythrozyten werden im Knochenmark gebildet und durchlaufen dabei mehrere Entwicklungsstadien. Ihre durchschnittliche Lebensdauer liegt bei ungefähr vier Monaten. Täglich werden viele Millionen neue Blutkörperchen gebildet.
Sind zu wenig Erythrozyten im Blut vorhanden, kommt es zu einer Blutarmut, medizinisch Anämie genannt. Eine Anämie kann verschiedene Ursachen haben, wie beispielsweise Blutverlust nach einer Operation oder eben auch Eisenmangel. Der Körper benötigt nämlich zur Bildung der Erythrozyten neben B-Vitaminen und

anderen Substanzen vor allem Eisen. Zirkulieren zu viele Erythrozyten im Blut, wird das in der medizinischen Fachsprache als Polyglobulie bezeichnet. Ein erhöhter Erythrozyten-Wert ist meist auf Sauerstoffmangel zurückzuführen. Dieser Sauerstoffmangel kann ganz natürlich bedingt sein, etwa durch einen Aufenthalt im Hochgebirge, aber auch durch Herz- oder Lungenerkrankungen verursacht werden.
Bei Frauen liegt die Untergrenze der Erythrozyten-Anzahl bei 3,9 Millionen pro Mikroliter Blut. Die Obergrenze befindet sich bei 5,3 Millionen pro Mikroliter Blut. Bei Männern beträgt die Untergrenze der Erythrozyten-Anzahl 4,3 Millionen pro Mikroliter Blut. Die Obergrenze liegt bei 5,7 Millionen pro Mikroliter Blut.

Die roten Blutkörperchen versorgen den Körper mit Sauerstoff.

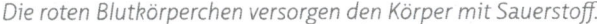

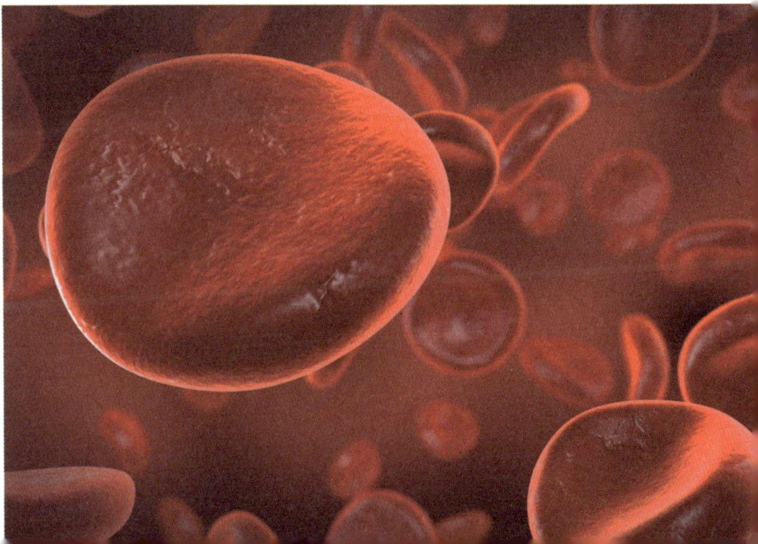

Hämoglobin

Hämoglobin ist der rote Blutfarbstoff in unserem Blut. Das Wort setzt sich aus dem griechischen ›haima‹ für Blut und dem lateinischen ›globus‹ für Kugel zusammen. Das Eiweißmolekül befindet sich in den roten Blutkörperchen und vermag Sauerstoff an das Eisen zu binden, das sich an zentraler Position im Inneren des Hämoglobins befindet. Nur wenn dem Körper ausreichend Eisen zur Verfügung steht, kann der Sauerstofftransport durch das Hämoglobin im menschlichen Organismus optimal funktionieren.

Ist der Hämoglobin-Wert erniedrigt, liegt zumeist ein Eisenmangel mit den Folgeerscheinungen der Anämie vor. Ein erhöhter Hämoglobin-Wert kann bei Bergsteigern auftreten, die sich länger in großen Höhen aufhalten. Auch bei starken Rauchern kann manchmal ein erhöhter Hämoglobin-Wert gemessen werden.

Bei Frauen liegt die Untergrenze des Hämoglobins bei 12 g/dl Blut Deziliter Blut. Die Obergrenze befindet sich bei 16 Gramm pro Deziliter Blut.

Bei Männern beträgt die Untergrenze 13,5 Gramm pro Deziliter Blut. Die Obergrenze liegt bei 17 Gramm pro Deziliter Blut.

Myoglobin

Bei Myoglobin handelt es sich ebenso wie beim Hämoglobin um ein Protein, also einen Eiweißstoff. Dieses befindet sich allerdings nicht im Blut, sondern in der

Muskulatur. Auch Myoglobin trägt Eisen in sich. Das Protein vermag sechs Mal mehr Sauerstoff zu binden als Hämoglobin. So kann es als Sauerstoffspeicher im Muskelgewebe dienen. Myoglobin kommt in der Skelettmuskulatur und in der Muskulatur des Herzens vor. Vor allem für Leistungssportler, die extremen Belastungen ausgesetzt sind, ist ein ausreichender Myoglobin-Gehalt in den Muskeln sehr wichtig.

EISENKUNDE

INFO

Eisen gelangt über die Nahrungsaufnahme als sogenanntes (tierisches) Häm-Eisen (vor allem aus Fleisch) und (pflanzliches) Nicht-Häm-Eisen (vor allem aus Gemüse) in das menschliche Verdauungssystem. Im Darm wird das Spurenelement absorbiert, also aufgenommen, und über spezielle Transportenzyme dorthin geschleust, wo der Körper es benötigt und mit ihm z. B. das Hämoglobin synthetisiert.

Die Gesamtmenge des Eisens im Körper verteilt sich auf das Eisen im Hämoglobin, im Myoglobin sowie in den eisenhaltigen Enzymen. Ein kleinerer Teil wird als Depot-Eisen in Form von Ferritin und Hämosiderin in Milz, Leber, Muskulatur und Knochenmark gespeichert. Dieses Depot-Eisen dient als Reserve für Zeiten besonderer Knappheit, etwa bei Krankheiten oder strengen Diäten.

Eisen in Enzymen und Hormonen

Das Spurenelement Ferrum ist nicht nur am Sauerstofftransport zu den Zellen beteiligt, sondern wirkt auch bei der Bildung zahlreicher Enzyme und Hormone mit. Enzyme sind eine Art Katalysatoren, die unzählige Stoffwechselprozesse ankurbeln. Hormonelle Botenstoffe haben ebenfalls unzählbare Aufgaben im Körper und wirken vor allem an den verschiedenen Drüsen sowie im Immun-, Nerven- und Herzkreislaufsystem. Zu den eisenhaltigen Enzymen zählen beispielsweise Monooxygenasen, Dioxygenasen, Oxidoreduktasen. Diese Enzyme katalysieren Reaktionen im Fettstoffwechsel, in der Atmungskette und sind sogar Schlüsselenzyme beim Aufbau der DNA, der Doppelhelix, auf der sämtliche Erbinformationen in unseren Zellen gespeichert sind.
Bei solch vielfältigen und essenziellen Funktionen ist es nicht verwunderlich, dass ein Ungleichgewicht im Eisenstoffwechsel gravierende Auswirkungen auf unsere körperliche Leistungsfähigkeit sowie unsere seelisch-geistige Konstitution haben kann. Ob Haut, Haare oder Nägel; ob Herz, Muskeln oder Nerven; Immun-, Stoffwechsel- oder Kreislaufsystem: Eisen in ausgewogener Konzentration ist unabdingbar für die Gesundheit von Körper und Seele.
Im nächsten Kapitel erfahren Sie, wie sich ein Eisenmangel an den verschiedenen Organen niederschlägt und welche Personen besonders gefährdet sind, einen Eisenmangel zu entwickeln.

Laborwerte

Serum-Eisen
Frauen: 23–134 µg/dl
Männer: 35–168 µg/dl (6,3–30,1 µmol/l)

Eisen erfüllt eine große Zahl an Aufgaben im menschlichen Körper. Das metallische Element ist Bestandteil des Hämoglobins, am lebenswichtigen Sauerstofftransport sowie an vielen enzymatischen Prozessen beteiligt. Sinken die Eisenwerte nachhaltig, kann es zu vielfältigen Störungen und in fortgeschrittenem Stadium zu einer schweren Blutarmut, einer Anämie, kommen.

Serum-Ferritin
Frauen: 22–112 µg/l
Männer: 34–310 µg/l

Das Serum-Ferritin zeigt die Eisenspeicherkapazität an. Der Wert beginnt zu sinken (bis zu < 10 µg/l), wenn sich die Eisenspeicher zu leeren beginnen oder bereits aufgebraucht sind.

Erythrozyten
Frauen: 3,9–5,3 Millionen Erythrozyten/µl Blut
Männer: 4,3–5,7 Millionen Erythrozyten/µl Blut

Die roten Blutkörperchen benötigen für ihre lebenswichtige Aufgabe des Sauerstofftransports und der Sauerstoffversorgung der Zellen den roten Blutfarbstoff Hämoglobin. Dieser wiederum braucht Eisen, um zu einem funktionsfähigen Molekül zu werden. Kommt es zum Eisenmangel, können nicht mehr ausreichend Erythrozyten gebildet werden.

Hämoglobin
Frauen: 12–16 g/dl Blut
Männer: 13–17 g/dl Blut

Der Wert des Hämoglobins beginnt erst zu sinken, wenn die Eisenspeicher bereits entleert sind und nicht mehr genügend rote Blutkörperchen gebildet werden können.

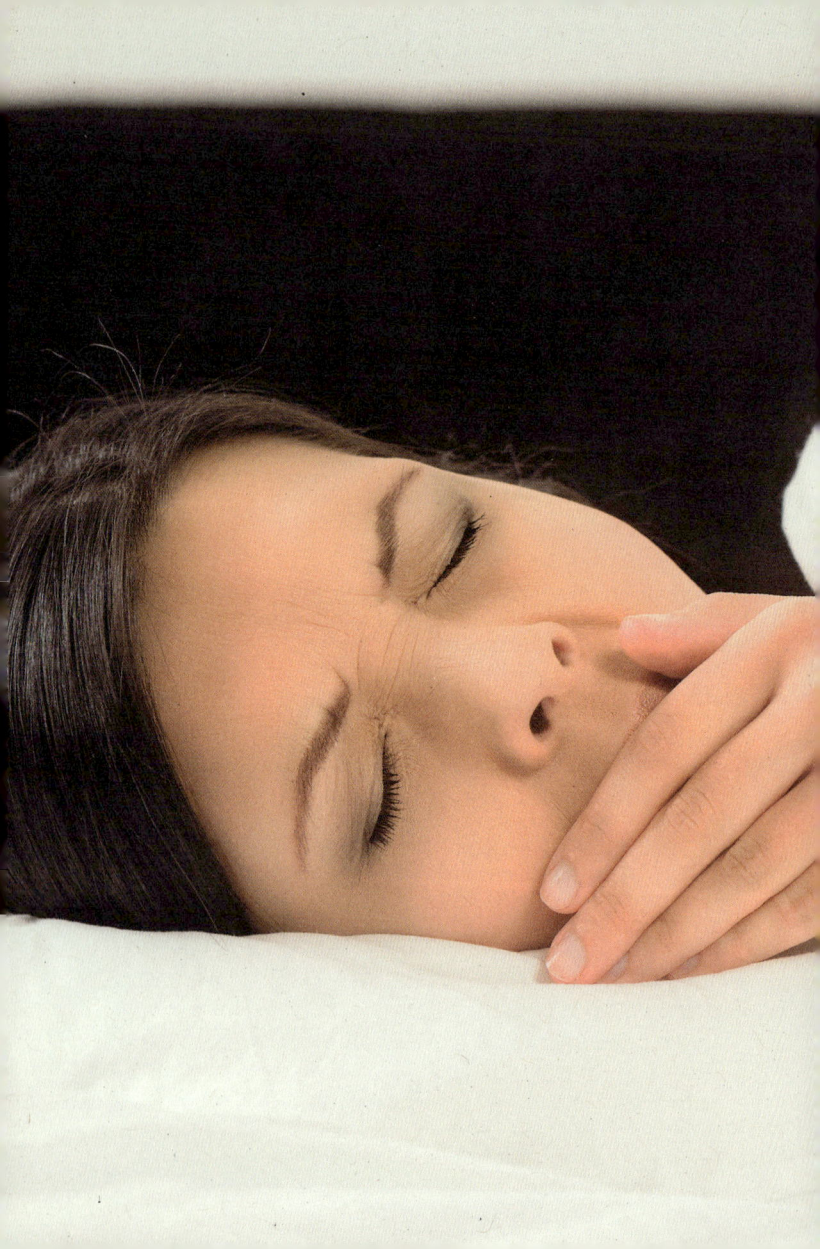

Eisenmangel und Eisenüberschuss

Eisenmangel ist sehr häufig. Weltweit leiden nach Schätzungen der WHO zwischen zwei und drei Milliarden Menschen daran – das sind über 30 Prozent der Weltbevölkerung! Erleben Sie häufig Müdigkeit, Schwäche und Abgeschlagenheit? So paradox es klingt, aber manchmal kann sich auch ein Eisenüberschuss hinter diesen Symptomen verbergen!

Wenn zu wenig Eisen im Körper ist ...

Gelangt zu wenig Eisen in den Organismus, etwa durch eine einseitige Ernährung, oder geht dem Körper beispielsweise durch eine Blutung viel Eisen verloren, entleeren sich nach und nach die Eisenspeicher.

Was geschieht bei Eisenmangel?

Ferritin, der Wert des Depot-Eisens, sinkt, das Transportprotein Transferrin steigt dagegen an. Dieses Enzym ist in der Lage, zwei Ionen eines dreiwertigen Eisens (Fe^{3+}) aufzunehmen und sich mit dieser Ladung an spezielle Transferrin-Rezeptoren an der Oberfläche der Zellen zu binden. Transferrin kann über diese Rezeptoren aktiv in die Zelle aufgenommen werden und dort die zwei Eisenionen einbringen. Das nun ›leere‹ Enzym Transferrin kehrt wieder zur Zelloberfläche zurück, spaltet sich vom Rezeptor ab und steht für einen erneuten Eisentransport zur Verfügung.

Warum bildet die Leber bei Eisenmangel verstärkt Transferrin? Es handelt sich hier um einen Stoffwechselmechanismus des Körpers, das Eisendefizit zu kompensieren. Die Transferrin-Moleküle sind quasi ›Suchtruppen‹, die im Organismus nach Eisen-Ionen fahnden, um sie zu den Zellen zu transportieren. Bevor die Eisenspeicher völlig ausgeschöpft sind, beginnt der Körper, das Eisen ›umzuverteilen‹ und beispielsweise das Eisen in den Muskelzellen zugunsten des Hämoglobins zu reduzieren. Die

Blutbildung hat nämlich gegenüber der Aktivität der Skelettmuskulatur eine höhere Priorität. Anhand der Parameter Ferritin und Transferrin im Blutserum lässt sich feststellen, ob und in welchem Ausmaß ein Eisenmangel vorliegt. Ein beginnender oder mäßig ausgeprägter Eisenmangel ist häufig noch frei von Symptomen, da die Kompensationsmechanismen des Körpers in diesen Stadien noch funktionieren. Bei fortgeschrittenem Eisenmangel jedoch kann es zu ernsthaften Störungen kommen.

Verminderte Blutbildung

Da die Bildung der roten Blutkörperchen die wichtigste eisenabhängige Funktion des Körpers ist, bleibt die Erythropoese – so der medizinische Fachausdruck für den Aufbau von Erythrozyten – meist über lange Zeit erhalten. Erst bei einem gravierenden Eisenmangel ist die Bildung des Hämoglobins und damit der Erythrozyten unzureichend und es kommt zu einer Anämie. Das Hauptzeichen einer Blutarmut ist Blässe. Gut durchblutete Haut und Schleimhaut wirken rosig und gesund. Dringt zu wenig Blut in die Zellen vor, sehen die Patienten bleich und krank aus. Haut und Schleimhaut (z. B. im Mund und in der Bindehaut der Augen) sind ganz weiß.

Kreislauf- und Atemprobleme

Bei ausgeprägter Eisenmangelanämie beschleunigt sich oft der Herzschlag. Der Puls wird schwächer, es können Schweißausbrüche, Schwindel, Atemnot und sogar

Ohnmachtsanfälle auftreten. Zurückzuführen sind diese Symptome auf die mangelnde Sauerstoffversorgung. Patienten mit vorbestehenden Herz-Kreislauf-Erkrankungen haben durch die erhöhte Belastung des schnelleren Herzschlags – in der Fachsprache als Tachykardie bezeichnet – ein höheres Infarktrisiko.

Energiemangel

Aufgrund des Eisenmangels und der reduzierten Sauerstoffversorgung kommt es zu Funktionsstörungen in den Mitochondrien. Diese kleinen Zellorganellen sind die Kraftwerke unserer Zellen. Sie liefern lebenswichtige Energie, die vom gesamten Organismus benötigt wird, um gut zu funktionieren. Jede Zelle verfügt über mehrere dieser winzig kleinen Kraftwerke. Je mehr Energie ein Organ benötigt, desto größer ist die Menge an Mitochondrien in der Zelle. Nervenzellen beispielsweise haben mehrere Tausend Mitochondrien in sich.
Wie funktioniert das Minikraftwerk? Das Mitochondrium wandelt einen speziellen Energiestoff, der aus drei Phosphatbausteinen besteht – das sogenannte ATP (Adenosin-Triphosphat) – in eine Substanz um, die nur noch zwei Phosphatbausteine enthält, das ADP (Adenosin-Diphosphat). Durch diese Umwandlung wird Energie freigesetzt, welche die Zelle für ihre Aufgaben nutzen kann. Das ADP wird anschließend dem Mitochondrium wieder zugeführt und dort regeneriert, also wieder in ATP umgebaut. Dieser Prozess der Energiegewinnung

und Regeneration läuft 24 Stunden, sieben Tage die Woche – also rund um die Uhr. Die Mitochondrien leisten dabei Höchstarbeit und müssen deshalb in Topform sein. Ein angeschlagenes Mitochondrium kann seine Aufgabe der Energiebereitstellung nur noch vermindert durchführen, die Umwandlung von ATP in ADP verläuft schleppend und auch die Regenerationsfähigkeit ist eingeschränkt. Dies hat zahlreiche Folgen für die Zellen, die nun ihrerseits ihre jeweiligen Aufgaben in den Organen nicht mehr richtig wahrnehmen können. Der Energiemangel schlägt sich vor allem in Müdigkeit, Erschöpfung, Abgeschlagenheit, Leistungsabfall und Konzentrationsstörungen nieder. Aber auch depressive Verstimmungen, Lustlosigkeit und Antriebsschwäche hängen mit der eisenmangelbedingten Störung in den Mitochondrien zusammen.

Die Mitochondrien sind die Kraftwerke der Zelle.

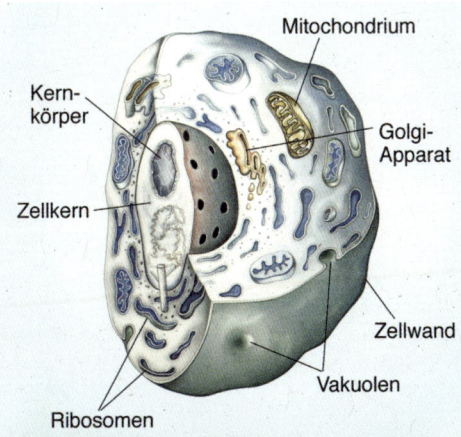

SCHLECHTE ENERGIEBILANZ

INFO

Wenn Menschen über Erschöpfung klagen, sich matt, ständig müde und abgeschlagen fühlen, ihre Leistungsfähigkeit im Beruf verlieren und sogar auch noch zu Hause in der Familie oder in der Freizeit keine Freude an gemeinsamen Aktivitäten mehr verspüren, geraten sie schnell in die sogenannte ›Psychoecke‹, sie werden nicht so richtig ernst genommen, ihr Problem ein wenig belächelt.

Die Menschen in ihrem Umfeld gehen davon aus, dass seelische Probleme vorliegen und stellen Mutmaßungen über alles Mögliche an: Vielleicht hat sie oder er finanzielle Sorgen? Ist die Ehe noch intakt? Gibt es Probleme mit dem Chef oder den Arbeitskollegen? Ist er oder sie im Job überfordert? Dass sich eine organische Ursache wie ein Eisenmangel hinter den Veränderungen verbergen könnte, bedenken viele Menschen nicht. Selbst Ärzte und Heilpraktiker denken manchmal nicht an mögliche körperliche Auslöser, diagnostizieren ein Erschöpfungs-Syndrom oder Burn-out und empfehlen Psychotherapie oder Urlaub. Deshalb ist es für Sie wichtig, eine Mangelerscheinung wie ein Eisendefizit als Auslöser in Betracht zu ziehen und darauf zu drängen, die Eisenwerte im Blut untersuchen zu lassen. Eisenwerte wie Ferritin und ein kleines Blutbild bringen schnell Klarheit!

Geschwächtes Immunsystem

Der reduzierte Sauerstofftransport sowie die verminderte Versorgung mit anderen wichtigen Vitalstoffen haben natürlich auch Auswirkungen auf das Immunsystem. Denn genauso wie die Zellen der Organe benötigen die Immunzellen intakte Enzyme und andere Substanzen, um Krankheitserreger abwehren und den Körper gesund erhalten zu können.

Ein großer Anteil unseres Abwehrsystems sitzt in den Schleimhäuten. Wenn diese sehr blass und schlecht durchblutet sind, haben Viren, Bakterien und andere Erreger leichteres Spiel, in den Organismus einzudringen und Entzündungen hervorzurufen. Es zeigt die Erfahrung, dass beispielsweise sehr schmale, blasse Kinder, die einen schlechten Appetit haben, meist auch infektanfälliger sind. Dies kann häufig mit einem Eisenmangel in Zusammenhang gebracht werden.

Es gibt hingegen keinerlei Anhaltspunkte, dass Eisenmangel mit einem erhöhten Risiko für Krebserkrankungen einhergehen könnte. Hier tauchen im Internet und in diversen Medien zwar immer wieder kontroverse Diskussionen auf, von denen Sie sich allerdings nicht verunsichern lassen sollten!

Dennoch ist es im Zusammenhang mit chronischen Erkrankungen wie Rheuma oder Krebs wichtig, neben anderen Parametern auch die Eisenwerte untersuchen zu lassen, um einem eventuellen Mangel schnell auf die Spur zu kommen.

Probleme mit Haut, Haaren und Nägeln

Eisen ist auch ein wahres ›Schönheitselixier‹, denn eine ausreichende Versorgung des Körpers mit diesem Spurenelement zeigt sich unmittelbar in der äußeren Erscheinung und der Gesundheit von Haut, Haaren und Nägeln. Ein Eisenmangel kann sich in Haarausfall niederschlagen, lange bevor andere Eisenmangelsymptome wie eine Anämie in Erscheinung treten. Bei Eisenmangel neigt die Haut zu entzündlichen Reizungen in Form von Ekzemen und kleinen Einrissen, etwa an den Lippen oder in den Mundwinkeln. Auch die Nägel können ihre Festigkeit verlieren, brüchig werden und einreißen.

Wie hängen Haut-, Haar- und Nagelprobleme mit dem Eisenhaushalt zusammen? Im Grunde sind diese Symptome Ausdruck eines ›Sparprogramms‹, das der Körper fährt, um lebenswichtige Funktionen der Organe und des Stoffwechsels aufrechtzuerhalten. Bei großer Kälte beispielsweise ziehen sich die Blutgefäße zusammen, damit Blut vermehrt aus der Körperperipherie ins Innere fließen und dort die Organe versorgen kann. Bei Eisenmangel ist der Mechanismus ganz ähnlich. Da die Versorgung von Haut, Haaren und Nägeln nicht so lebenswichtig ist wie etwa die Blutbildung und der Sauerstofftransport, verteilt der Körper das Spurenelement Eisen um und setzt es dort ein, wo es am nötigsten gebraucht wird. Haut, Haare und Nägel bleiben hier quasi ›auf der Strecke‹, denn sie sind ja ihrerseits auf Eisen angewiesen. So bilden etwa die Follikel die Haar-

Die wichtigsten Laborwerte für die Haarausfalldiagnostik

Um einen diffusen Haarausfall abzuklären, reichen nach Erkenntnis von Dermatologen wenige Laborparameter aus. Vier diagnostische Werte sind hier von ganz zentraler Bedeutung:

- Die Anämiediagnostik mit Bestimmung von Erythrozyten, Hämoglobin und Eisen.

- Da auch ohne Anämie ein Eisenmangel zu Haarausfall führen kann, empfehlen die Experten zusätzlich eine Ferritin-Bestimmung. Bei normalem Blutbild kann so ein Mangel an Speicher-Eisen aufgedeckt werden. Die kritische Grenze liegt nach Erfahrung von Dermatologen der Charité Berlin bei 70 bis 40 µg Ferritin pro Liter Serum.

- Da Schilddrüsenerkrankungen oft mit Haarausfall einhergehen können, ist die Bestimmung der Schilddrüsenhormone ebenfalls wichtiger Bestandteil der Basisdiagnostik. Da dies ein sehr komplexes medizinisches Feld ist, sollten Sie hier einen Endokrinologen, der sich mit Hormonen und Stoffwechsel beschäftigt, zurate ziehen.

- Auch Entzündungsparameter wie die Blutsenkung oder andere Werte sind von Bedeutung, da entzündliche Prozesse Haarausfall begünstigen können.

wurzel, in der das Haar wachsen kann. Allerdings funktioniert der Wachstumsprozess nur, wenn ausreichend Nährstoffe vorhanden sind – und da eben auch Eisen. Das Haarwachstum kommt zum Erliegen, oder die Haare fallen sogar aus. Mit der Haut und den Nägeln verhält es sich gleich, die Hautregeneration kann ohne Eisen nicht mehr richtig stattfinden, und auch das Nagelwachstum ist gestört. Wird der Eisenmangel ausgeglichen, können die Regenerations- und Wachstumsprozesse an Haut, Haaren und Nägeln wieder normal funktionieren.

Gestörter Hormonstoffwechsel

Da Eisen in so vielen Schlüsselenzymen enthalten ist, wundert es nicht, dass auch der Hormonstoffwechsel unter einem Eisendefizit leidet. Denn Hormone werden wiederum durch Enzymtätigkeiten gebildet, die ein regelrechtes Zusammenspiel von Mineralstoffen, Vitaminen und Spurenelementen wie Eisen erfordern. Hormone ihrerseits haben ganz zentrale Funktionen im Organismus und sind für Vitalität, Leistungsfähigkeit, Fruchtbarkeit, einen gesunden Schlaf-Wach-Rhythmus, eine positive Stimmungslage und vieles mehr verantwortlich. Hormonelle Botenstoffe wirken auf körperlicher und seelisch-geistiger Ebene. So spielen Botenstoffe im Körper – in der Muskulatur, in den Organen, im Immunsystem und im Gehirn – eine wichtige Rolle, und viele Körperhormone wiederum, etwa Östrogen, Testosteron, Progesteron oder Oxytocin, wirken auch im Gehirn als

Nervenbotenstoffe. So wird verständlich, wie eng das Wechselspiel von Körperfunktionen und Seelenerleben ist. Hier finden Sie die wichtigsten Hormonmangelzustände, die durch einen Eisenmangel mitbedingt sein können:

Happy-Hormon Serotonin

Ein besonders wichtiger hormoneller Botenstoff ist das Serotonin. Dieser Botenstoff wird auch als ›Glückshormon‹ bezeichnet, da er als körpereigenes Endorphin fungiert, das die Stimmung hebt und uns in gute Laune versetzt. Serotonin ist wohl auch der wichtigste Botenstoff für die Vernetzung und das Wachstum der meisten Nervenzellen. Serotonin steuert in vielen Fällen das gesamte Konzert der einzelnen Botenstoffe und kann in unterschiedlichen Regionen im Gehirn völlig unterschiedliche Wirkungen haben. Mal fördert es andere Botenstoffe, mal hemmt es deren Bildung; es harmonisiert und dominiert andere Botenstoffsysteme über seine rhythmischen Entladungen und vielfältigen Vernetzungswege. Serotonin ist wichtig für die Lernfähigkeit und den Schutz vor Depressionen, Ängsten, Schlafstörungen, vegetativen Dysfunktionen und vielen anderen Problemen. Ein eisenmangelbedingtes Serotonindefizit wiederum vermag alle diese Probleme nach sich zu ziehen und einen Teufelskreis in Gang zu setzen. Denn anhaltende Ängste, Schlafprobleme und depressive Verstimmungen versetzen ihrerseits den Körper in einen chronischen Stresszustand, der schlussendlich dazu führt, dass sich die Energiespeicher noch schneller entleeren und die Mitochondrien ihre Leistungsfähigkeit einbüßen. So bewegt sich der Körper in einer ständigen Abwärtsspirale!

Dopamin – für Konzentration und Kreativität

Auch Dopamin spielt als neuronaler Botenstoff eine außerordentlich wichtige Rolle im Nervenstoffwechsel. Dopamin erhöht den körperlichen, seelischen sowie auch den emotionalen Antrieb und die Fähigkeit zur Spontaneität und Kreativität. Das Hormon fördert die Konzentrations- und Reaktionsfähigkeit, die Aufmerksamkeit und Wachheit, verbessert Sinneswahrnehmungen und klares Denkvermögen sowie die Urteilsfähigkeit.

Neurotransmitter werden über die Synapsen weitergegeben.

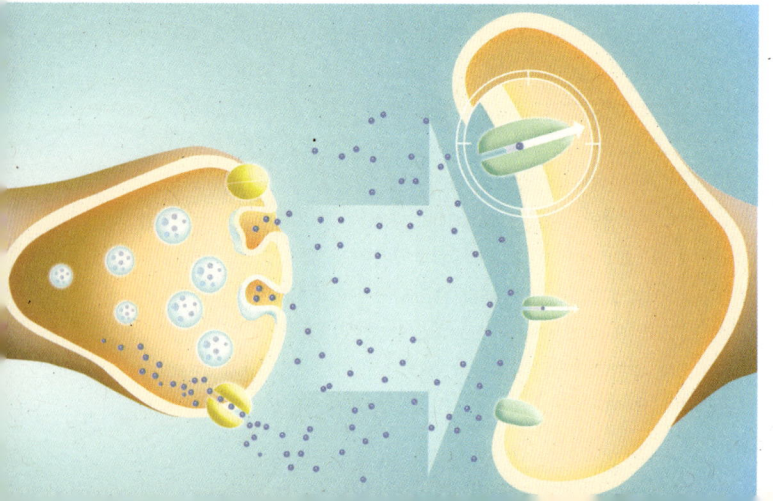

Es wirkt gewichtsreduzierend und stärkt das Immunsystem. Dopamin harmonisiert sämtliche Körperbewegungen und fördert die feinmotorische Koordination, wie zum Beispiel die differenzierten Bewegungen der Finger oder der Mimik. Liegt ein eisenmangelbedingtes Dopamindefizit vor, kann sich dies negativ auf die kognitiven Fähigkeiten und die Konzentration auswirken. Wissenschaftler vermuten, dass beispielsweise auch eine Aufmerksamkeitsstörung bei Kindern auf einen solchen Mangelzustand zurückzuführen sein könnte.

Schilddrüsenhormone – existenziell für den gesamten Stoffwechsel

Die beiden Schilddrüsenhormone mit den Namen Thyronin und Thyroxin und den medizinischen Kürzeln T3 und T4 haben bei der Steuerung des Stoffwechsels eine herausragende Bedeutung. Sie müssen dort die vielfältigsten Aufgaben erfüllen und sind auch bei den Wachstums- und Entwicklungsprozessen unentbehrlich. So steuern sie beim Ungeborenen im Mutterleib die gesamte körperliche und geistige Reifung mit und sind an der Knochenbildung und dem Aufbau der Nervenstrukturen beteiligt. Auf nahezu alle Lebensvorgänge – vom Sauerstoffverbrauch in den Zellen bis zur Herz-Kreislauf-Tätigkeit, von der Muskelaktivität bis zur Temperaturregulation – nehmen sie entscheidenden Einfluss. Für die Bildung ihrer beiden Hormone benötigt die Schilddrüse das Spurenelement Jod. Aber neben Jod sowie Vitamin B_6, B_{12}, Vitamin D, Kalzium, Zink und Selen ist auch das Element Eisen unbedingt vonnöten, damit funktionsfähige Schilddrüsenhormone entstehen können. Auf der Website des Forums Schilddrüse e. V. steht zu lesen: »Eisenmangel hemmt auch den Schilddrüsenstoffwechsel und verringert dadurch die Wirksamkeit von jodiertem Salz. In Entwicklungsländern hat man festgestellt, dass durch eine Salzjodierung die durch Jodmangel verursachten Gesundheitsstörungen nicht immer vollständig behoben werden.«

Die Gabe von Eisen verbesserte bei Kindern, die unter einem Kropf und Eisenmangel litten, deutlich die Wirksamkeit des jodierten Salzes. Die vergrößerte Schilddrüse ließ sich so wesentlich besser behandeln. Gleichzeitig ist Eisen auch wichtiger Bestandteil des Enzyms Schilddrüsen-Peroxidase (TPO). Die Bildung von Schilddrüsenhormonen ist also nicht nur von Jod, sondern auch von Eisen abhängig. Ein Eisenmangel trägt zu einer Hemmung des Schilddrüsenstoffwechsels bei, kann also eine Schilddrüsenunterfunktion mit verursachen und vor allem verstärken. Gleichzeitig ist bei einer Schilddrüsenunterfunktion die Aufnahme von Eisen verschlechtert. Auch hier kann der Körper regelrecht in einen Circulus vitiosus – einen Teufelskreis – geraten: Das Eisendefizit bremst den Stoffwechsel der Schilddrüse, ein gestörter Schilddrüsenstoffwechsel hemmt die Aufnahme von Eisen.

Eine Schilddrüsenunterfunktion – medizinisch Hypothyreose – wirkt sich auf den gesamten Stoffwechsel aus.

Sie kann zu Müdigkeit, Leistungsmangel, Übergewicht, Trägheit, trockener teigiger Haut, sprödem Haar und vielen anderen Symptomen führen. Eine Hypothyreose tritt im Erwachsenenalter häufiger auch in Zusammenhang mit Entzündungen auf, also mit Gewebeveränderungen in der Schilddrüse, die einen geregelten Hormonaufbau verhindern. Eine Entzündungsform, die bei älteren Kindern und Erwachsenen durch die Bildung von funktionsuntüchtigem Narbengewebe eine Unterfunktion zu verantworten hat, ist die sogenannte Hashimoto-Thyreoiditis. Ein bis zwei Prozent der Menschen in Westeuropa leiden an dieser schleichenden Autoimmunkrankheit. Zwei der Symptome, die auf eine Hashimoto-Thyreoiditis hinweisen können, sind eine starke Müdigkeit und extreme Abgeschlagenheit – Symptome also, welche die Zeichen des Eisenmangels noch zusätzlich verstärken und den Organismus vollkommen lahmlegen können!

Die Schilddrüse wird mithilfe von Ultraschall untersucht.

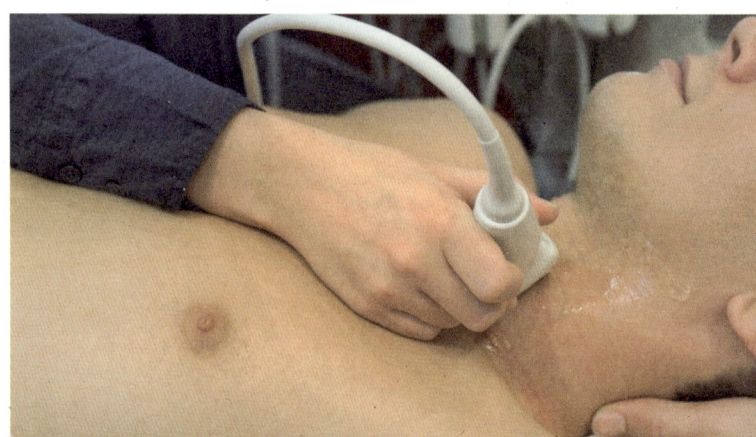

> **INFO**
>
> ## KANN JOD AUCH SCHADEN?
>
> Bei bestimmten Erkrankungen wie der Hashimoto-Thyreoiditis kann Jod tatsächlich Schaden anrichten und die Krankheit verschlimmern. Nach neuen Erkenntnissen sollten Patientinnen und Patienten mit Hashimoto-Thyreoiditis daher äußerste Vorsicht walten lassen und keine größeren Mengen Jod, zum Beispiel in Form von Jodid-Tabletten, einnehmen.
>
> Da Jod in vielen Nahrungsmitteln enthalten ist, können kritische Mengen sogar schon über die tägliche Nahrungszufuhr erreicht werden. In besonderen Situationen wie einer Schwangerschaft sollten werdende Mütter mit ihrem behandelnden Arzt besprechen, inwieweit es angezeigt und unbedenklich ist, eine geringe Menge an Jod zusätzlich zur Nahrung einzunehmen.

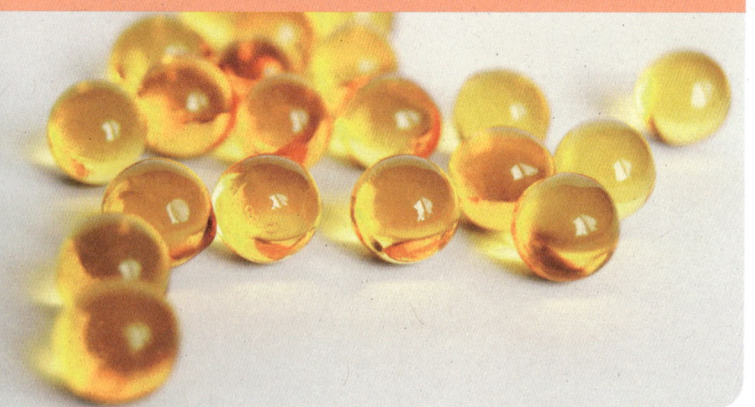

Melatonin – das Hormon für gesunden Schlaf

Wer gut schlafen möchte, braucht unter anderem den Eiweißbaustein Tryptophan. Denn Tryptophan ist eine Vorstufe zu Serotonin, das – wie Sie auf Seite 31 f. bereits erfahren haben – als wichtiger neuronaler Botenstoff im Gehirn gebildet wird. Serotonin sorgt nicht nur für Vitalität und gute Stimmung am Tag, unser Körper braucht das Hormon auch für die Nacht: In der Zirbeldrüse wird Serotonin nämlich zu Melatonin umgeformt. Dieses Hormon ist ein wichtiger Schlafregulator, denn es fördert das Einschlafen sowie die Tiefschlafphasen, in denen der Körper sich zu erholen sowie die Zellen zu regenerieren vermag und unter anderem Wachstumshormone produziert. Sobald unser Körper, durch einen Eisenmangel bedingt, nicht ausreichend Serotonin bilden kann, erschöpft sich folgerichtigerweise auch nach und nach die Melatoninproduktion. Mit zunehmendem Alter verringert der Körper schon von Natur aus den Aufbau des Schlafhormons. Kommen Mangelzustände wie ein Eisendefizit hinzu, verschlechtert sich die Situation weiter. Gravierende Schlafprobleme mit Ein- und Durchschlafstörungen sowie Abgeschlagenheit am Tag können sich einstellen und das Alltagsleben schwer belasten. Anhaltender Schlafmangel gilt unter Stress- und Präventionsforschern als einer der stärksten Stressoren für den Organismus, da die Regenerationsfähigkeit in der Nacht stark eingeschränkt ist oder schlimmstenfalls gar nicht mehr funktioniert. Der Körper wird aufgrund der mangelnden Erholungsphasen immer anfälliger, der Hormonhaushalt gerät weiter aus den Fugen, und Botenstoffe wie zum Beispiel Kortisol steigen an. Dies wiederum hat langfristig eine Schwächung des Immunsystems zur Folge und macht den Körper noch anfälliger für chronische Entzündungen und andere Krankheiten. Schon wieder ein Teufelskreis!

SCHLAFEN UND WACHSEIN

INFO

Wenn wir morgens aufwachen, fällt Licht auf unsere Netzhaut. Dieser Lichtreiz wird über Nervenleitbahnen an die Zirbeldrüse weitergeleitet und löst in ihr die Ausschüttung von Serotonin aus, dem Hormon, das uns munter macht. Auf demselben Weg erhält abends die Zirbeldrüse die Information: »Es wird dunkel«. Daraufhin schüttet sie verstärkt das Hormon Melatonin aus, das uns sanft in den Schlaf wiegt. Für die beiden so wichtigen Hormone, die unseren Schlaf-Wach-Rhythmus regulieren, ist ein ausreichender Eisenvorrat von großer Bedeutung.

Risikogruppen für einen Eisenmangel

Natürlich kann letztlich Eisenmangel jeden treffen, es gibt aber Personenkreise, die ein erhöhtes Risiko haben, sei es spezifischen biologischen Faktoren, bestimmten anderen Krankheiten oder einer besonderen Lebens- und Ernährungsweise geschuldet. Im Folgenden erfahren Sie, welche Risikogruppen besonders auf die Eisenwerte achten sollten:

Eisenmangel bei Frauen

Frauen haben im Vergleich zu Männern einen deutlich höheren Eisenbedarf. Sie benötigen fast 50 Prozent mehr des Spurenelements als Männer in ähnlichem Alter. Der Hauptgrund ist, dass Frauen nach der Pubertät und vor den Wechseljahren durch die monatliche Periode einen höheren Blut- und damit auch Eisenverlust haben.

Das Informationsportal Eisennetzwerk schreibt hierzu: »Frauen müssen im Vergleich zu Männern mehr Eisen zu sich nehmen und sind insgesamt stärker gefährdet, einen Eisenmangel zu entwickeln. Daten aus einer deutschen Verzehrstudie zeigen, dass es Männern über alle Altersgruppen hinweg gut gelingt, in der Regel ausreichend Eisen zu sich zu nehmen, aber vor allem die Frauen im gebärfähigen Alter (die Frauen, die regelmäßig ihre Periode haben) nehmen im Durchschnitt weniger Eisen in der Nahrung zu sich, als es die Deutsche Gesellschaft für Ernährung empfiehlt.«

Zu starke Blutungen steigern das Risiko

Während einer normalen Regelblutung gehen einer Frau monatlich ungefähr 5 bis 80 ml Blut verloren – und damit etwa 2 bis 40 mg Eisen. Es gibt aber Formen von Menstruationsstörungen, die mit einem deutlich höheren Blutverlust einhergehen. Die Blutung kann verstärkt – mehr als 80 ml – oder verlängert sein und über sieben Tage hinausgehen. Es gibt aber auch Zyklusanomalien, bei denen der weibliche Menstruationszyklus deutlich verkürzt ist und manchmal sogar unter 21 Tagen liegt. So folgen die Monatsblutungen in relativ kurzen Abständen aufeinander, was wiederum zu einem erhöhten Blutverlust führt.

Auch bei Mädchen im Teenageralter sowie Frauen in den Wechseljahren besteht ein höheres Risiko für einen sich rasch entwickelnden Eisenmangel. Bei jungen, schlanken Mädchen, die noch im Wachstum begriffen sind, aber bereits ihre ersten Monatsblutungen haben, sind die Eisenvorräte sehr schnell erschöpft. Oft schießen Mädchen in der Pubertät nämlich regelrecht in die Höhe und machen Wachstumssprünge von mehreren Zentimetern in wenigen Monaten. Da Eisen für das Wachstum von zentraler Bedeutung ist, wird in dieser Zeit viel mehr von dem Spurenelement benötigt. Dieser Mehrbedarf kann durch die Nahrung oft kaum noch gedeckt werden. Erschwerend kommt häufig hinzu, dass junge Frauen in diesem Alter sehr auf eine schlanke Figur bedacht sind und unbedingt dem Schönheitsideal aus den Modemagazinen folgen möchten. Dafür nehmen sie nicht selten drastische Diäten auf sich und drohen manchmal sogar in eine Anorexie – eine Magersucht – zu rutschen. Bei Frauen am Beginn der Wechseljahre wird die Periodenblutung aufgrund der hormonellen Umstellungen häufig unregelmäßig. Die Blutung kann verstärkt sein, und es kommt häufiger zu Zwischenblutungen. Auch bilden sich in diesem Alter unter dem Einfluss der Hormonveränderungen häufiger gutartige Wucherungen der Gebärmutter wie Polypen oder Myome. Vor allem Myome – das sind gutartige Geschwulste der Gebärmuttermuskulatur – können starke Blutungen auslösen, insbesondere wenn sie sehr schnell wachsen und eine Größe von mehreren Zentimetern Durchmesser annehmen. Sollten solche Probleme vorliegen, ist es wichtig, eine Gynäkologin oder einen Gynäkologen zu konsultieren. Heute lassen sich die Wucherungen in der Gebärmutter meist sehr schonend mit endoskopischen Operationsverfahren entfernen.

Schwangerschaft: Eisenbedarf für zwei
Frauen in der Schwangerschaft benötigen doppelt so viel Eisen, da nicht nur ihr Organismus, sondern auch der des heranwachsenden Kindes versorgt werden muss. Der Körper einer schwangeren Frau kurbelt die Blutbildung deutlich an, um ausreichend Blut für das Ungeborene bereitzustellen. Die Deutsche Gesellschaft für Ernährung (DGE) empfiehlt schwangeren Frauen, täglich etwa

30 mg Eisen mit der Nahrung aufzunehmen. Der Bedarf lässt sich recht gut decken, wenn dreimal pro Woche mageres Fleisch auf dem Speiseplan steht. Für Vegetarierinnen oder Veganerinnen wird es schon deutlich schwieriger, die Eisenversorgung für sich selbst und das Kind sicherzustellen. Sie müssen daher auf eine ausgewogene Kost mit eisenreichem Gemüse und Getreide achten (Die Tabelle zum Eisengehalt verschiedener Lebensmittel finden Sie auf Seite 83 ff.).

Babyblues durch Eisenmangel?
Normalerweise sollten frischgebackene Mamis überglücklich sein, ihr Baby im Arm zu halten. Doch manche Frauen werden nach der Entbindung von plötzlichen traurigen Verstimmungen heimgesucht, sie fühlen sich niedergeschlagen, überfordert und leer und können sich gar nicht richtig an ihrem Kind erfreuen. Umgangssprachlich wird dieser Zustand als »Babyblues« bezeich-

Schwangere benötigen etwa 30 mg Eisen täglich.

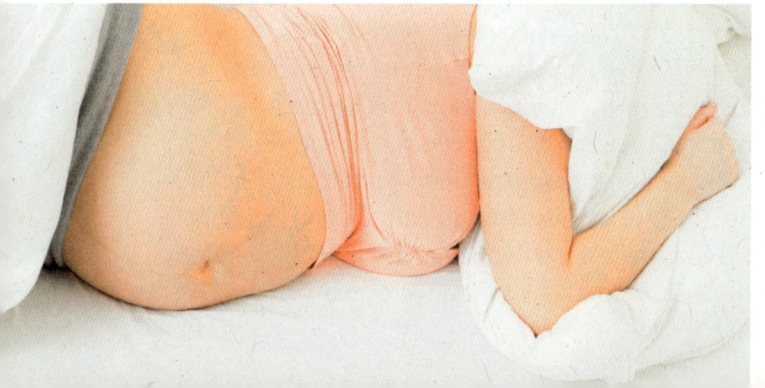

net; verstärkt sich die traurige Verstimmung, sprechen die Mediziner von einer Wochenbettdepression. Faktoren wie die extreme hormonelle Umstellung nach der Geburt, der Schlafmangel, die völlig neue familiäre Situation sowie die veränderte Beziehung zum Partner tragen zu dieser Depression bei. Allerdings können auch Mangelzustände im Mineralstoffhaushalt die Wochenbettdepression mitverursachen und Einfluss auf die Ausprägung der Symptome nehmen. Vor allem wenn die Geburt sehr anstrengend war, die Mutter ein schwieriges soziales Umfeld hat und ihr vielleicht die Unterstützung vonseiten des Partners oder anderer Angehöriger fehlt, ist sie einer enormen Belastung ausgesetzt, die sich auch im Organismus niederschlägt. Unter dieser Belastung erschöpfen sich die Mineralstoffvorräte vollends, und es kann auch zu einem Eisendefizit kommen. Frauen in einer solchen Situation sollten sich Rat und Unterstützung holen, z. B. bei der betreuenden Hebamme oder bei Familienberatungsstellen. Darüber hinaus ist die Konsultation des Frauenarztes oder Hausarztes wichtig, um eine körperliche Untersuchung vornehmen zu lassen. Durch die Einnahme von Nahrungsergänzungsmitteln und – sollte ein Eisenmangel vorliegen – die Gabe von Eisenpräparaten kann die Frau körperlich wieder so gestärkt werden, dass sie den Anforderungen gewachsen ist. Oft bessert sich dadurch auch die seelische Befindlichkeit, und die Symptome der depressiven Verstimmung werden gemildert oder verschwinden völlig.

Eisenmangel bei Kindern und Jugendlichen

Kinder benötigen für ein gesundes Wachstum und Gedeihen ausreichend Vitamine, Mineralstoffe und Spurenelemente. Eisen spielt hier eine immens wichtige Rolle. Liegt ein Eisenmangel vor, zeigt sich das bei Kindern neben den klassischen Symptomen wie Blässe und Müdigkeit häufig auch mit Lern- und Konzentrationsschwierigkeiten sowie Leistungsabfall in der Schule. Die Zahl der Kinder, welche die Diagnose AD(H)S (Aufmerksamkeits-Defizit-Syndrom mit oder ohne Hyperaktivität – deshalb das H in Klammern) gestellt bekommen haben, ist in den letzten Jahren rapide gestiegen. In Deutschland leiden, vorsichtig geschätzt, allein zwei bis drei Prozent aller Kinder an einer schweren Form dieser Störung, über zehn Prozent sind leicht hyperaktiv. AD(H)S gilt als die häufigste psychiatrische Diagnose im Kindes- und Jugendalter. Die jungen Patienten werden mit Psychotherapie und Verhaltenstherapie behandelt, aber auch sehr häufig mit dem Psychopharmakon Ritalin. Viele Kinderärzte, aber auch Ernährungs- und Orthomolekularmediziner stehen dem äußerst kritisch gegenüber, da die Ritalin-Gabe oft sehr schnell erfolgt, ohne die Kinder eingehend auf andere mögliche Ursachen für das Aufmerksamkeitsdefizit untersucht zu haben. Eine Ursache ist ein Mineralstoffmangel, und hier – wie oben beschrieben – ein Eisendefizit. Sind die Eisenspeicher eines Kindes leer, kann es sich nicht konzentrieren und vermag auch nicht die von ihm abverlangten Leistungen

EISENMANGEL BEI KINDERN UND JUGENDLICHEN

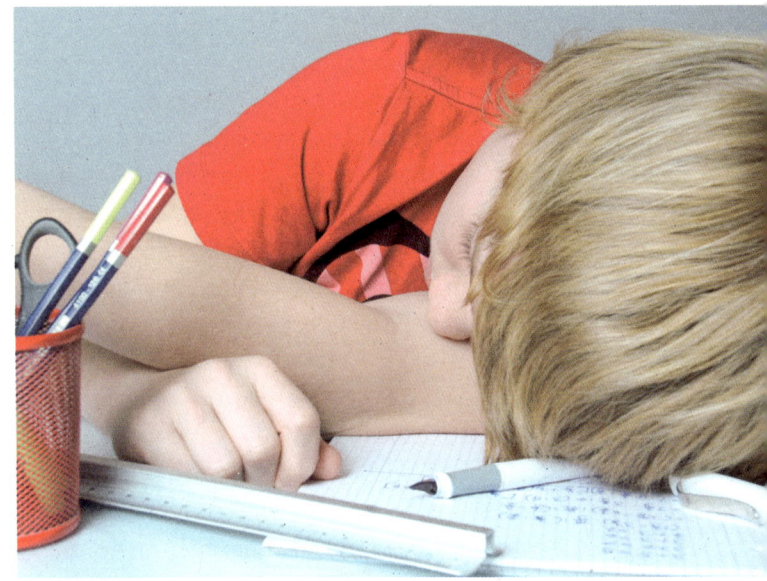

Erschöpfung und Unlust kann auch schon bei Kindern auf einen Eisenmangel hindeuten.

zu erbringen. Sollten Eltern bei ihrem Kind Auffälligkeiten im Sinne eines Aufmerksamkeits-Defizit-Syndroms feststellen, ist es ganz wichtig, im Rahmen einer kinderärztlichen Untersuchung die Blutwerte und hier insbesondere auch die Eisenwerte bestimmen zu lassen. Und selbst wenn sich die Diagnose AD(H)S erhärten sollte, können ein gesunder Mineralstoffhaushalt und der Ausgleich eines Eisenmangels enorm dazu beitragen, dass sich die Symptome bessern oder das Aufmerksamkeitsdefizit sogar im besten Fall ganz verschwindet.

Eisenmangel bei Senioren

Ältere Menschen haben oft keinen so guten Appetit mehr und essen nur noch wenig. Vor allem, wenn sie verwitwet und allein sind, fehlt ihnen häufig die so wichtige soziale Komponente des gemeinsamen Essens. Allein essen macht keinen Spaß, und so entfällt das ein oder andere Mal die Mahlzeit völlig. In Seniorenheimen ist diese Situation oft besser, da man gemeinsam mit anderen im Speisesaal seine Mahlzeiten einnehmen kann; dafür ist die »Kantinenkost« oft qualitativ nicht so hochwertig und enthält nicht die Konzentration an Vital- und Nährstoffen, die für ältere Menschen wichtig wären. Auf diese Weise kann sich neben anderen Mangelzuständen auch rasch ein Eisenmangel einstellen. Dieser hat häufig gravierende Folgen, da der Organismus eines älteren Menschen längst nicht mehr so regenerationsfähig ist wie der einer jüngeren Person. So können durch die schlechtere Sauerstoffversorgung chronische Krankheiten auftreten, und auch die Infektanfälligkeit steigt. Durch die eisenmangelbedingte Müdigkeit verbringen Senioren möglicherweise zu lange Zeiten im Bett, was wiederum zu einer körperlichen Schwächung und einer Verringerung der Beweglichkeit führt. Für Senioren ist es deshalb von außerordentlicher Bedeutung, die Serumwerte verschiedener Mineralien sowie die Eisenwerte untersuchen zu lassen und leere Eisenspeicher gegebenenfalls auch mit entsprechenden Präparaten aufzufüllen, sollte es durch die Ernährung nicht möglich sein.

Eisenmangel bei chronisch Kranken

Menschen mit chronisch entzündlichen oder degenerativen Erkrankungen sowie Tumorleiden haben ein besonders hohes Risiko, einen Eisenmangel zu erleiden. Chronisch entzündliche Prozesse wie sie beispielsweise bei rheumatischen Erkrankungen auftreten, zehren aufgrund der ständig schwelenden Entzündung die Vitalstoffreserven einfach auf, und auch die Eisenreserven erschöpfen sich schnell. Erschwerend kommt noch hinzu, dass vorhandene Eisenreserven gar nicht genutzt werden können, da dem Körper durch die Entzündung der Zugang versperrt ist. Manche Krankheiten sind geradezu prädestiniert, einen starken Eisenmangel bis hin zur Blutarmut nach sich zu ziehen:

▶ **Chronische Darmerkrankungen wie Morbus Crohn, Colitis ulcerosa, ausgeprägte Divertikulitis**

Hier ist aufgrund der entzündlichen Reizungen der Darmschleimhaut bereits die Eisenaufnahme aus der Nahrung gestört. Es gelangt von vorneherein also nicht genug Eisen in den Körper. Sowohl der Morbus Crohn als auch die Colitis ulcerosa sind chronisch entzündliche Darmerkrankungen, die in Schüben verlaufen und zu einer schweren Beeinträchtigung der Verdauungsfunktionen führen können. Die Ursachen der beiden Leiden sind noch nicht geklärt. Es scheinen genetische Faktoren eine Rolle zu spielen, aber auch Stress und seelische Belastungen werden als Einflussfaktoren angesehen. Der

Morbus Crohn kann den gesamten Darm befallen, während sich die Colitis ulcerosa nur im Dickdarm (Colon) manifestiert. Die entzündliche Reizung zeigt sich mit Bauchschmerzen, Durchfall im Wechsel mit Verstopfung und Resorptionsstörungen von wichtigen Nahrungssubstanzen wie Eisen. Auch können Darmblutungen auftreten, die bei der Colitis ulcerosa insbesondere durch die Neigung zur Geschwürbildung entstehen und den Eisenmangel noch zusätzlich verstärken. Auch die Divertikulitis, eine entzündliche Reizung von pathologischen Darmausstülpungen, kann ähnliche Symptome verursachen. Ist der Darm durch langjährige Entzündungsprozesse geschädigt oder mussten Darmanteile vielleicht sogar operativ entfernt werden, kann die Aufnahme lebenswichtiger Stoffe wie Eisen nicht mehr allein über die Nahrung erfolgen. Patienten mit Krankheiten wie Morbus Crohn, Colitis ulcerosa oder Divertikulitis sollten

Erkrankungen des Darmbereichs verlangen eine genaue Überprüfung des Eisenhaushaltes.

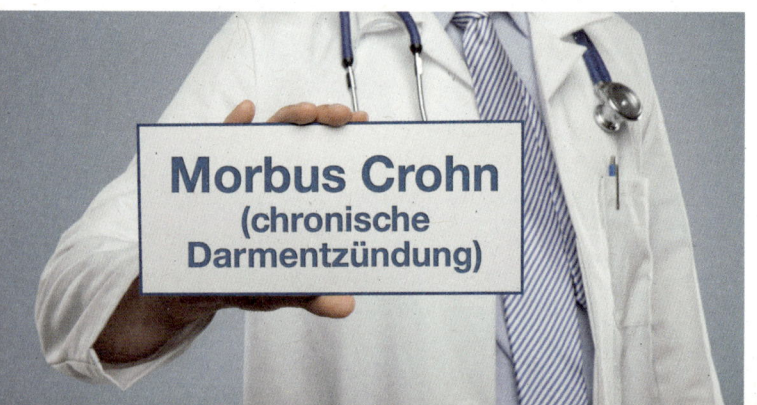

deshalb ihren behandelnden Arzt konsultieren und sich zu einer eventuellen Substitutionstherapie über Infusionen beraten lassen.

▶ Chronische Nierenerkrankungen wie Nierenentzündung oder Niereninsuffizienz

Die Nieren sind neben der Leber ein wichtiges Entgiftungsorgan. Über die beiden paarigen Organe gelangen mit dem Urin Stoffe aus dem Körper, die nicht mehr gebraucht werden oder beim Verbleib im Organismus sogar schädlich wären. Wird das Nierenparenchym beispielsweise durch entzündliche Prozesse wie eine Glomerulonephritis angegriffen, büßt es die Funktion der Entgiftung ein und kann sogar so weit zerstört werden, dass eine vollständige Niereninsuffizienz eintritt und der Patient nur noch mit Dialyse überleben kann. Im Zuge dieses Krankheitsprozesses erleiden Patienten häufig Eisenmangel und eine nachfolgende Anämie. Zum einen kann die geschädigte Niere nicht mehr genügend des »Blutbildungs-Hormons« Erythropoietin bilden. Die Eiweißsubstanz Erythropoietin wird aus mehr als 160 Aminosäuren zu 80 bis 90 Prozent in den Nieren zusammengebaut, nur zu zehn bis 20 Prozent in der Leber. Das Hormon hat wichtige Steuerungsfunktionen bei der Bildung von Erythrozyten aus Vorgängerzellen im Knochenmark (Erythropoese). Zum anderen befinden sich aufgrund der eingeschränkten Filterfunktion der Nieren oft zu viele schädliche Stoffe im Blut, die normalerweise mit dem Urin ausgeschieden würden. Diese Stoffe setzen den Blutzellen wie den Erythrozyten zu und verkürzen deren Lebenszeit. Nicht zuletzt gehen bei Dialysepatienten über die Blutwäsche selbst mehr rote Blutkörperchen verloren. Für Patienten mit eingeschränkter Nierenfunktion ist es deshalb wichtig, sich ausführlich zu einer Substitution von elementaren Substanzen wie Eisen beraten zu lassen, damit die sowieso schon für den Organismus bestehende Belastung nicht noch schlimmer wird und noch mehr Probleme auftreten.

▶ **Chronische Herzleiden wie Herzinsuffizienz**
Erkrankungen des Herzens stehen an der Spitze der Krankheitsskala und leider auch auf den oberen Rängen der Skala der Todesursachen. Über eine Million Menschen leiden in Deutschland an einer Herzschwäche, in der Fachsprache als Insuffizienz bezeichnet. Die Herzschwäche zeichnet sich dadurch aus, dass das Herz nicht mehr die benötigte Pumpleistung erbringen kann und somit der Organismus auch nicht mehr ausreichend mit arteriellem Blut und dem darin enthaltenen Sauerstoff versorgt wird. Herzinsuffizienz kann altersbedingt sein, unter den Senioren von 70 bis 80 Jahren steigt die Erkrankungsrate deutlich an. Aber auch Entzündungen des Herzmuskels, Klappenfehler und angeborene Herzfehler sowie chronischer Bluthochdruck können das Herz derart belasten, dass es seine Funktionen nicht mehr aufrechterhalten kann. Eine fortgeschrittene Herzin-

suffizienz zeigt sich im Röntgenbild nicht selten in einer sackartigen Aufweitung des Herzmuskels. Der Muskel verliert zunehmend seine Elastizität, und so schreitet die Insuffizienz stetig voran. In einem solchen Stadium entwickeln Patienten sehr häufig einen Eisenmangel und eine Anämie. Da aber der Körper durch die eingeschränkte Pumpleistung oft sowieso schon unter einem Sauerstoffdefizit leidet, können Eisendefizit und Blutarmut die Situation noch weiter verschlechtern.

Umgekehrt hilft eine Eisensubstitution Patienten häufig sehr, um wieder leistungsfähiger zu werden und wieder mehr Wohlbefinden zu erlangen. Auf der Website des Eisennetzwerkes wird eine Studie von Prof. Stefan Anker von der Charité Berlin zitiert. In der Studie wurden Herzinsuffizienzpatienten, die zusätzlich noch einen Eisenmangel aufwiesen, in zwei Gruppen eingeteilt. Die eine Gruppe bekam ein Eisenpräparat, die andere wurde mit einem Placebo behandelt. Die Patienten mit der intravenösen Eisentherapie registrierten eine deutliche Verbesserung ihrer Lebensqualität. Zudem konnten sie in sechs Minuten eine weitere Strecke zurücklegen als die Patienten aus der Placebogruppe. Auch die Verträglichkeit der Therapie soll nach den Ergebnissen der Studie sehr gut gewesen sein. Deshalb geben Experten wie Prof. Anker für Herzpatienten die Empfehlung aus, die Blut- und im Speziellen auch die Eisenwerte regelmäßig untersuchen zu lassen und bei Bedarf eine Substitutionstherapie vorzunehmen.

▶ **Spezielle Formen angeborener und erworbener Anämien**

Wie Sie nun schon erfahren haben, verstehen die Mediziner unter einer Anämie einen Mangel an roten Blutkörperchen und eine Verminderung des roten Blutfarbstoffs, der sich in ihnen befindet. Der Mangel kann auf folgenden drei Wegen zustande kommen:

1. Es werden zu wenig Blutkörperchen oder roter Blutfarbstoff gebildet.
2. Aufgrund bestimmter Störungen gehen zu viele Erythrozyten unter (hämolytische Anämie).
3. Durch einen Blutverlust dringen zu viele Blutkörperchen nach außen (Blutungsanämie).

1. Anämie durch ungenügende Bildung

Die roten Blutkörperchen und der rote Blutfarbstoff Hämoglobin müssen aus verschiedenen Einzelsubstanzen zusammengebaut werden. Die Vorstufen der Erythrozyten werden im Knochenmark gebildet. Diese beladen sich dann mit dem Hämoglobin und gelangen mit ihm zusammen als funktionsfähige Einheit in die Blutbahnen. An den verschiedenen Stationen der Blutbildung kann es zu Störungen kommen, die sich je nach Ausprägung mehr oder weniger stark auf das Allgemeinbefinden auswirken:

Eine der schwersten Formen der Blutarmut ist die sogenannte Aplastische Anämie. Hier liegt die Störung im Knochenmark. Aufgrund angeborener Defekte oder durch Giftstoffe wie stark schädigende Arzneimittel ist das Knochenmark wie »leergefegt« und nicht in der Lage, rote Blutkörperchen zu bilden. Kinder mit angeborener oder Erwachsene mit erworbener Aplastischer Anämie sind schwer krank. Einzige Therapiemöglichkeit ist eine Knochenmarkstransplantation. Hier bieten sich mit den modernen Verfahren allerdings vor allem für die Kinder recht gute Chancen, von der Krankheit befreit zu werden. Bei chronischen Infekten werden die Körperreserven für wertvolle Stoffe wie Vitamine, Mineralstoffe und Spurenelemente schnell aufgebraucht. Auch Eisen ist davon betroffen. Infolgedessen kann es bei Kindern und Erwachsenen zur Infektanämie kommen. Hier muss die Grunderkrankung behandelt und durch gezielte Immunstärkung die Infektneigung verringert werden.

Eine genaue Blutuntersuchung gibt Aufschluss über die Schwere der Erkrankung.

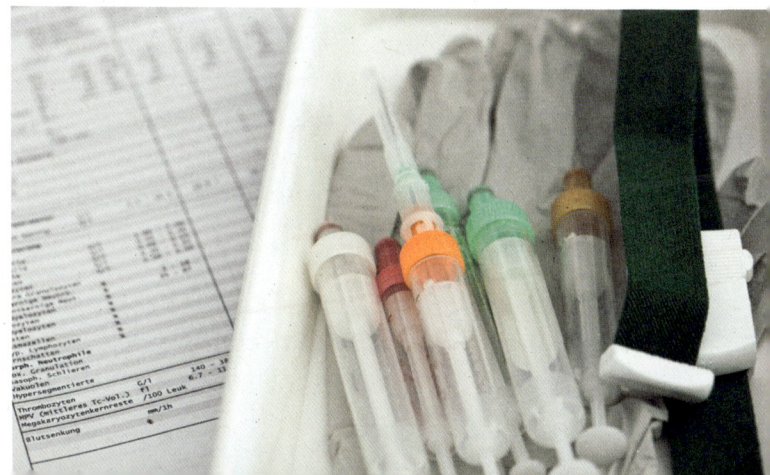

2. Anämie durch vermehrten Untergang

Die roten Blutkörperchen unterliegen wie alle anderen Zellen einem Alterungsprozess. Im Mittel leben die Erythrozyten 120 Tage, dann werden sie »aus dem Verkehr gezogen« und abgebaut. Es gibt eine Reihe von angeborenen und erworbenen Anämieformen, bei denen dieser Erythrozytenabbau beschleunigt ist.

Die häufigste Erkrankung dieser Art ist in Mitteleuropa die sogenannte Kugelzellanämie. Es handelt sich um ein Erbleiden, bei dem die Zellwand der roten Blutkörperchen einen Defekt aufweist. Die Krankheit ist durch die typischen Zeichen der Anämie geprägt. Dazu kommt noch eine vergrößerte Milz, da die roten Blutkörperchen bevorzugt dort abgebaut werden und die große Menge an »Erythrozytenmüll« das Organ anschwellen lässt. Auch eine Gelbsucht wird häufig beobachtet, denn die große Menge an freiwerdendem Hämoglobin überschwemmt den Organismus und lagert sich schließlich als gelber Farbstoff Bilirubin in der Haut ab. Als Behandlung der Kugelzellanämie wird in der Regel die Milz operativ entfernt, da sich so die Überlebenszeit der Erythrozyten verlängert und die Beschwerden verringert werden. Eine weitere hämolytische Anämieform ist die Sichelzellanämie. Die Blutkrankheit ist ebenfalls erblich bedingt und hat ihre größte Verbreitung in den Malariagebieten Afrikas und Asiens. In europäischen Staaten ist die Krankheit selten und wird eher durch Einwanderer aus Endemiegebieten mitgebracht. Aufgrund des vorzeitigen

Untergangs der Erythrozyten sind die Hämoglobinwerte deutlich erniedrigt. Die Therapie erfolgt ähnlich wie bei der Kugelzellanämie und beinhaltet operative Maßnahmen wie die Entfernung der Milz genauso wie Bluttransfusionen, wenn der Hämoglobinwert auf sehr niedrigem Level steht.

3. Anämie durch Blutungen

Akuter und chronischer Blutverlust führen – wie Sie oben schon im Zusammenhang mit Darmleiden erfahren haben – ebenfalls zu einer Verminderung der roten Blutkörperchen und damit zur Anämie. Eine akute Blutung, z. B. bei inneren Verletzungen durch einen schweren Sturz, macht sich rasch durch Kreislaufstörungen wie Blässe, schneller Puls und Blutdruckabfall bemerkbar und muss notfallmäßig behandelt werden. Ein chronischer Blutverlust dagegen wird oft nicht so schnell augenfällig und entwickelt sich häufig langsam. Er kann beispielsweise durch ein offenes Magengeschwür oder – wie schon erwähnt – verstärkte Menstruationsblutungen bei Frauen verursacht werden.

▶ Tumorerkrankungen

Viele Krebspatienten leiden unter den Nebenwirkungen der Chemotherapie, die in der großen Mehrzahl der Fälle neben operativen Techniken und Strahlentherapie zur Anwendung kommt. Chemotherapeutika sind aggressive Mittel, die von den Ärzten eingesetzt werden, um Tumorzellen abzutöten. Aber natürlich machen diese Medikamente auch nicht vor gesunden Zellen halt und können beispielsweise die Vorläuferzellen der roten Blutkörperchen zerstören. In der Folge entsteht eine Anämie mit den Zeichen großer Erschöpfung, Abgeschlagenheit, Blässe, Appetitmangel und vielen anderen Symptomen. Außerdem wird das Immunsystem durch Chemotherapeutika maximal angefacht, da es sich gegen die Substanzen zur Wehr setzt. Diese Abwehrreaktion geht mit starken Entzündungsprozessen einher. Aufgrund dieser Entzündung werden die Eisenspeicher blockiert und sind so dem Organismus nicht mehr zugänglich. Patienten mit Tumorleiden sind allein durch die Krankheit selbst und die eingreifenden Therapien überaus belastet. Wenn sich dazu noch Eisenmangel und eine Anämie gesellen, verschlechtern sich Allgemeinzustand und Wohlbefinden noch weiter. Deshalb sollten die Patienten ihre Blut- und Eisenwerte regelmäßig überprüfen und bei Bedarf eine Substitutionstherapie vornehmen lassen. Eine Infusionsbehandlung erweist sich hier zumeist als schneller und besser wirksam als die Einnahme von Eisentabletten.

Eisenmangel nach Operationen

Große operative Eingriffe, die offen und somit nicht mit der schonenden endoskopischen Chirurgie durchgeführt werden können, sind oft mit großen Blutverlusten verbunden. Zu solchen Eingriffen gehört beispielsweise der Hüft- oder Kniegelenkersatz. Es ist in klinischen Untersuchungen nachgewiesen, dass Patienten, die sich mit leeren Eisenspeichern oder gar einer bereits bestehenden Blutarmut solchen Operationen unterziehen, mit erhöhten Risiken zu rechnen haben. Oft sind längere Krankenhausaufenthalte nach dem Eingriff nötig, und der Patient ist nicht so gut in der Lage, sich schnell wieder zu erholen. Mit der verlängerten Liegezeit verzögert sich auch die Phase der Rekonvaleszenz. Außerdem kann die Wundheilung verschlechtert sein, und auch postoperative Komplikationen treten häufiger auf. Nicht zuletzt besteht oft ein höherer Bedarf an Blutkonserven. Patienten, die eine größere Operation vor sich haben, ist daher dringend zu empfehlen, die Eisenwerte im Vorfeld bestimmen zu lassen. Sollte ein Mangel vorliegen, kann dieser durch entsprechende Präparate ausgeglichen werden. Die Auffüllung der Eisenvorräte wirkt sich entsprechend den Studienergebnissen positiv auf das Operationsergebnis aus. Die Patientinnen und Patienten erholen sich besser und sind nach dem Eingriff schneller wieder bei Kräften. Außerdem ist der Heilungsverlauf optimal, da der Körper über mehr Ressourcen verfügt, um zu regenerieren.

Eisenmangel bei Vegetariern und Veganern

Vegetarismus liegt im Trend. Viele Menschen entscheiden sich, oft schon in ganz jungem Alter, dafür, auf Fleisch und Fisch zu verzichten oder sogar tierischen Produkten vollständig zu entsagen und sich ausschließlich mit pflanzlicher Kost zu ernähren. Für die meisten Vegetarier und Veganer hat dies ethische und ökologische Gründe, sie möchten einen Beitrag zum Tierschutz und gegen Massentierhaltung leisten sowie die Ressourcen der Natur schützen. Aber auch gesundheitliche Aspekte spielen eine Rolle. Wer sich sehr bewusst mit vitalstoffreichem Obst und Gemüse – am besten noch aus biologischem Anbau – ernährt, führt seinem Körper

Veganer sollten ihre Eisenwerte überprüfen lassen und mit dem Arzt über mögliche Nahrungsergänzungsmittel sprechen.

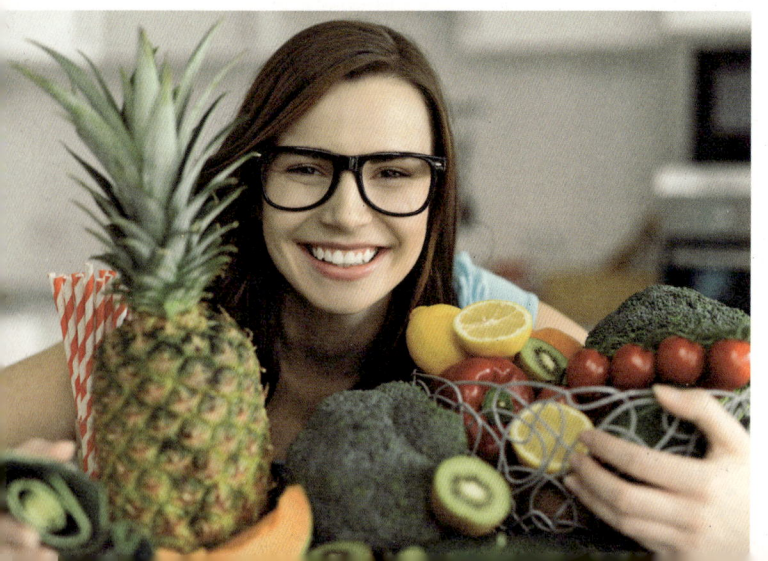

viele Vitamine, Mineralstoffe, Spurenelemente sowie sekundäre Pflanzenwirkstoffe zu, die er für ein optimales Funktionieren braucht. Außerdem verringert sich beim Verzicht von Fleisch und Wurst automatisch der Fettkonsum, was Übergewicht sowie zahlreichen Stoffwechselkrankheiten vorzubeugen vermag. Eine pflanzliche Kost stärkt zudem das Immunsystem und verringert das Risiko für entzündliche Prozesse wie Rheuma, Neurodermitis oder Allergien, da viel weniger Arachidonsäure anfällt, eine Fettsäure, die vornehmlich in Fleisch enthalten ist und deren Stoffwechselprodukte entzündliche Reaktionen im Körper fördern.

Eine vegetarische Ernährung bietet also eine Menge an gesundheitlichen Vorteilen, vorausgesetzt, man sucht die Lebensmittel sorgfältig aus und achtet auf eine ausreichende Versorgung mit Eiweiß. Vor allem bei streng vegan lebenden Menschen kann dies nämlich zum Problem werden – genauso wie die ausreichende Zufuhr von Vitamin B_{12}, Jod, Kalzium und Eisen.

Eisen liegt – wie Sie schon erfahren haben – in unserer Nahrung in zwei Formen vor: als Häm-Eisen, das aus tierischen Quellen stammt, und Nicht-Häm-Eisen oder auch ionisches Eisen, das in Pflanzen vorkommt. Die Verfügbarkeit des Häm-Eisens ist wesentlich besser, da diese Eisenform über einen eigenen Transporter im Darm sehr effektiv aufgenommen werden kann. Das pflanzliche Eisen hingegen hat keinen eigenen Transporter und muss in der Darmzelle mit anderen Stoffen wie

Zink, Kalzium oder Magnesium konkurrieren. Vegetarier haben somit ein erhöhtes Risiko für einen Eisenmangel, da sie die Häm-Eisenquelle nicht nutzen können. Bei Veganern erhöht sich das Risiko noch deutlich, weil sie auch keine Milch, keinen Käse und keine Eier zu sich nehmen und vollständig auf eine pflanzliche Eisenzufuhr angewiesen sind. Vegetarier und Veganer müssen zudem wissen, dass bestimmte Substanzen wie Kalzium, Tannine aus Tee, Kaffee und Wein sowie Ballaststoffe die Eisenverwertung beeinträchtigen können. Mit welcher Lebensmittelzusammenstellung Sie als Vegetarier oder Veganer die Eisenverwertung optimieren können, erfahren Sie im Kapitel »Die besten Strategien für einen gesunden Eisenhaushalt« (→ Seite 79 ff.). Auch sollten Sie sich regelmäßig einem Check-up unterziehen und die Blutwerte sowie die Werte wichtiger Mineralstoffe, Vitamine und Spurenelemente untersuchen lassen.

Eisenmangel bei Sportlern

Menschen, die körperlich sehr aktiv sind und mehr als sechs bis acht Stunden Sport in der Woche treiben oder sich gar im Leistungssport betätigen, haben einen deutlich höheren Grundumsatz und einen höheren Bedarf an lebenswichtigen Mineralien, Vitaminen und Spurenelementen. Mit der normalen Ernährung lässt sich dieser Mehrbedarf häufig nicht decken, sodass Mangelerscheinungen drohen – vor allem auch bei der Eisenversorgung. Das Element wird ja – wie Sie bereits

SPORT UND EISENMANGEL?

INFO

Folgende Anzeichen sollten Sie aufmerksam machen und an einen möglichen Eisenmangel denken lassen:
- ▶ Sie ermüden bei der sportlichen Aktivität rascher, werden sogar kurzatmig, bekommen Herzklopfen und Schwindelanfälle.
- ▶ Sie erfahren einen Leistungsknick, trotz weiteren Trainings kommen Sie nicht mehr auf die guten Ergebnisse wie früher.
- ▶ Vor allem bei Ausdauersport macht sich eine eingeschränkte Fitness bemerkbar. Sie laufen beispielsweise schlechtere Zeiten, können nicht mehr so lange Strecken zurücklegen, fühlen sich schon auf halber Etappe erschöpft und ausgelaugt.

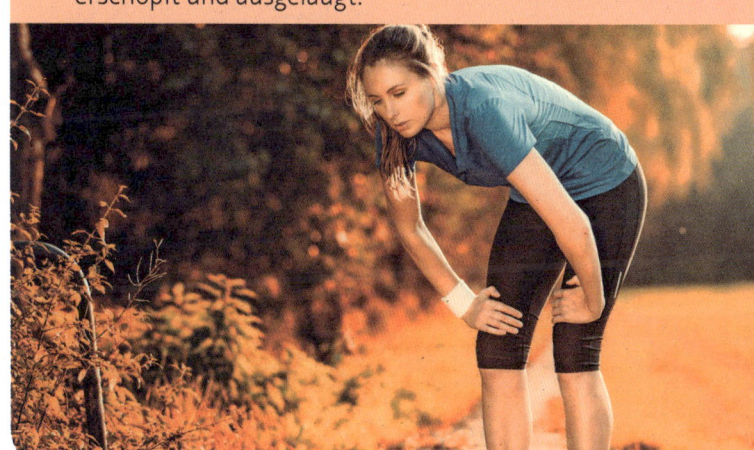

wissen – von den Mitochondrien zur Energiegewinnung gebraucht, aber Eisen ist auch für die Muskelarbeit von zentraler Bedeutung. Das Myoglobin, der Sauerstoffspeicher in den Muskeln, enthält ebenfalls Eisen. Die Ursachen für den Mehrbedarf an Eisen bei Sportlerinnen und Sportlern sind die verstärkte Beanspruchung der Muskulatur, das Schwitzen und intensive Trainingsphasen, die eine erhöhte Belastung für den gesamten Körper mit sich bringen und auch den Stoffwechsel maximal fordern. Sportlerinnen im gebärfähigen Alter haben durch die Monatsblutung noch einen zusätzlichen Eisenverlust und tragen deshalb ein noch höheres Risiko, in einen Eisenmangel-Zustand zu geraten.

Durch eine ausgewogene Ernährung mit eisenreichen Lebensmitteln (→ Liste auf Seite 83 ff.) haben sportlich aktive Menschen gute Chancen, ein Eisendefizit zu verhindern und gar nicht erst aufkommen zu lassen. Sollten Sie viel Sport treiben, sich aus Überzeugung aber vegetarisch ernähren, wäre eine regelmäßige Messung der Blut- und Eisenwerte von großer Wichtigkeit. Gegebenenfalls ist die Einnahme eines Nahrungsergänzungsmittels sinnvoll, das alle wichtigen Stoffe in empfohlener Menge zuführt. Es gibt ausgezeichnete Präparate, die aus konzentrierten Gemüse-, Obst- und Heilkräuter-Extrakten hergestellt werden und eine sehr gute Bioverfügbarkeit aufweisen. Solche Präparate werden teilweise auch von Fitnessstudios und Hochleistungssportlern empfohlen.

Schnelltest Eisenmangel

	Ja	Nein
Sind Sie häufig müde und erschöpft?	☐	☐
Leiden Sie unter Konzentrationsstörungen?	☐	☐
Sind Sie häufig sehr blass, haben Sie blasse Schleimhäute?	☐	☐
Haben Sie häufiger Rhagaden (Einreißungen) an den Mundwinkeln?	☐	☐
Neigen Sie zu Haarausfall oder brüchigen Nägeln?	☐	☐
Leiden Sie unter Schlafstörungen?	☐	☐
Sind Sie öfters depressiv verstimmt und antriebslos?	☐	☐
Hat sich Ihre Leistungsfähigkeit verschlechtert?	☐	☐
Verspüren Sie häufig eine innere Unruhe und Gereiztheit?	☐	☐
Leiden Sie öfter unter Kopfschmerzen oder Verspannungen?	☐	☐
Ernähren Sie sich vegetarisch?	☐	☐
Sind Sie häufig erkältet?	☐	☐
Betreiben Sie intensiv Sport (mehr als 6 bis 8 Stunden pro Woche)?	☐	☐
Für Frauen: Haben Sie eine starke oder lang andauernde Monatsblutung?	☐	☐
Leiden Sie an einer chronischen Erkrankung des Herzens, der Nieren, des Darmes oder an einer Tumorerkrankung?	☐	☐

Auswertung:

▶ Wenn Sie keine Frage mit Ja beantwortet haben, können Sie ziemlich sicher sein, dass kein Eisenmangel vorliegt und Sie auch kein erhöhtes Risiko haben. Dennoch lohnt es sich, im Rahmen der empfohlenen Vorsorgeuntersuchungen auch die Blut- und Eisenwerte checken zu lassen. Dies gibt Ihnen noch zusätzliche Sicherheit, dass wirklich alles in Ordnung ist.

▶ Haben Sie ein oder zwei Fragen mit Ja beantwortet, z. B. die Frage nach vegetarischer Ernährung oder der intensiven sportlichen Betätigung, weisen Sie vielleicht noch keine typischen Symptome eines Eisenmangels auf. Allerdings haben Sie ein erhöhtes Risiko, ein Eisendefizit zu entwickeln. Lassen Sie sich in jedem Fall untersuchen. Wenn die Werte in Ordnung sind, haben Sie die Gewissheit, dass Sie mit Ihrer Ernährung alles richtig machen und Ihr Körper über ausreichende Eisenvorräte verfügt.

▶ Wenn Sie mehr als zwei Fragen mit Ja beantwortet haben, besteht für Sie ein deutlich erhöhtes Risiko, einen Eisenmangel zu entwickeln. Je mehr Symptome Sie bejaht haben, desto größer ist die Wahrscheinlichkeit, dass bereits jetzt schon die Eisenvorräte Ihres Körpers nicht mehr ausreichen. Sie sollten in jedem Fall einen erfahrenen Arzt – zum Beispiel einen Facharzt für Orthomolekularmedizin – aufsuchen und die Situation mit ihm besprechen. Er kann Ihnen erklären, welche Therapie für Sie am geeignetsten ist, um die Eisenspeicher wieder aufzufüllen.

Die Eisenspeicherkrankheit

Etwa zehn Prozent der nordeuropäischen Bevölkerung tragen eine spezielle Genveränderung in ihrem Erbgut – die Veränderung für eine Krankheit namens Hämochromatose. Dies ist die Fachbezeichnung für die Eisenspeicherkrankheit. Verfügen die Menschen mit dieser Erbanlage noch über eine gesunde Kopie des Gens, werden sie als heterozygote Träger bezeichnet. Sie bleiben in aller Regel gesund, können jedoch die Genmutation an ihre Nachkommen weitergeben. Erst wenn die Veränderung in beiden Genen vorkommt, liegt eine homozygote Erbanlage vor, die mit einem deutlich höheren Risiko einer Erkrankung einhergeht. Zumeist bricht die Hämo-

> **ERBLEHRE** — INFO
>
> Jeder Mensch hat 23 Chromosomenpaare, ein Chromosom stammt von der Mutter, das andere vom Vater. Wenn eine Mutation (und damit eine eventuelle Krankheit) auf beiden Chromosomen kodiert ist, nennen Wissenschaftler dies homozygot. Liegt die Mutation nur auf einem Chromosom vor und ist das andere gesund, heißt dies in der Fachsprache heterozygot. Die Hämochromatose ist eine heterozygote Erkrankung. Hier ist das Risiko einer erblich bedingten Erkrankung wesentlich geringer, da ja eines von den beiden Chromosomen noch intakt ist.

chromatose in einem Alter zwischen 30 und 50 Jahren aus. Sie betrifft Männer zehnmal häufiger als Frauen. Frauen scheiden das überschüssige Eisen nämlich im gebärfähigen Alter zumeist mit der Menstruationsblutung aus, sodass keine Symptome entstehen. So macht sich die Krankheit bei Frauen oft erst in der Menopause, also nach Ausbleiben der Regelblutung, bemerkbar. Neben der erblichen Eisenspeicherkrankheit existiert noch eine weitere Form, die erworbene, oder auch sekundäre, Eisenspeicherkrankheit. Sie wird als Hämosiderose bezeichnet. Diese Krankheitsform kann durch eine Überdosierung von Eisenpräparaten, häufige Bluttransfusionen oder auch Lebererkrankungen, etwa nach Alkoholmissbrauch oder Hepatitis, hervorgerufen werden. Auch eine sogenannte sideroblastische Anämie, eine seltene Form der Blutarmut, bei der eine Störung der Eisenverwertung für die Blutbildung vorliegt, kann mit einem pathologischen Eisenüberschuss einhergehen.

Ursachen und Zeichen der Hämochromatose

Wie kommt es aufgrund der Genmutation zu der gesteigerten Eisenaufnahme? Der Körper nimmt aus der Nahrung normalerweise nur so viel Eisen auf, wie er braucht. Das sind ungefähr ein bis zwei Milligramm am Tag. Geregelt wird die Eisenaufnahme in der Leber, und zwar durch ein spezielles Protein namens Hepcidin. Dieser Eiweißbaustein hat eine zentrale Bedeutung im Eisenstoffwechsel. Durch einen Feedbackmechanismus

hemmt Hepcidin den Eisentransporteur Ferroportin.
Der genaue physiologische Ablauf erfolgt so: Die Leber bekommt durch Rückkopplung die Information, dass genügend Eisen im Körper vorhanden ist. So wird Hepcidin aktiviert, um durch die Hemmung des Eisentransporteurs Ferroportin die Eisenaufnahme im Darm zu verringern. Liegt nun eine Genmutation vor – zumeist am sogenannten HFE-Gen – kann dieser Eisenregulationsmechanismus durcheinanderkommen. Durch eine veränderte Basenabfolge in der DNA dieses Gens wird nämlich die Ausschüttung von Hepcidin beeinträchtigt, da die Sekretion des Eiweißstoffs von einem funktionierenden Gen abhängig ist. Der Mangel an Hepcidin führt wiederum zu einer erhöhten Konzentration an Ferroportin, das für den Eisentransport verantwortlich ist. So kommt es schlussendlich zu einer verstärkten Eisenaufnahme aus der Nahrung.

Bei einer Hämochromatose steigert sich die Eisenresorption auf drei bis vier Milligramm (statt normalerweise ein bis zwei Milligramm). Erste klinische Symptome stellen sich im Allgemeinen bei einem Körpereisengehalt von ca. 20 Gramm ein.

Das überschüssige Eisen, das der Organismus nicht mehr zu verwerten weiß, lagert sich im Gewebe und an verschiedenen Organen ab. Das große Problem dabei: Eingelagertes Eisen wirkt toxisch, das heißt es hat einen zerstörerischen Effekt auf das Organgewebe und sonstige Gewebestrukturen. Nach und nach verwandelt sich

beispielsweise gut funktionierendes Leber- oder Bauchspeicheldrüsenparenchym (Parenchym: ein vor allem durch den Zellbiologen und Pathologen Rudolf Virchow geprägter Begriff für die Biologie einer Gewebestruktur) in funktionsloses Narbengewebe, das die Mediziner als Fibrose bezeichnen. Besonders häufig betroffene Organe sind die Leber und die Bauchspeicheldrüse. Aber auch die Schilddrüse, die Hirnanhangsdrüse (Hypophyse), der Herzmuskel sowie die Gelenke können durch die Eisenspeicherkrankheit Schaden erleiden. Im späteren Stadium färbt sich häufiger auch die Haut durch die Einlagerung von Eisen bronzefarben.
Anfänglich bleibt die Hämochromatose oft noch beschwerdefrei. In etwas fortgeschrittenerem Stadium können sich unspezifische Symptome wie Schwäche, Müdigkeit, unerklärliche Erschöpfungszustände sowie Gelenkbeschwerden bemerkbar machen. Da diese Zeichen jedoch ausgesprochen wenig eindeutig sind, lassen sie die meisten Betroffenen sowie deren behandelnden Ärzte gar nicht an eine Hämochromatose denken. Manchmal wird zunächst sogar das Gegenteil vermutet, nämlich ein Eisenmangel! Hier bringen aber spätestens Blutuntersuchungen genaueren Aufschluss.

Im weiteren Verlauf der Krankheit können sich dann Probleme an den betroffenen Organen zeigen:
▶ Die Einlagerung an den Gelenken führt zur Arthrose, also zur degenerativen Veränderung von Knorpel- und

sonstigen Gelenkstrukturen mit Schmerzen, Schwellung und Bewegungseinschränkung.
- Eisenspeicherung in der Leber zerstört nach und nach die Zellen des Drüsenorgans, was eine Leberzirrhose nach sich zieht.
- Ist der Herzmuskel betroffen, sind häufig Herzrhythmusstörungen und Herzinsuffizienz die Folge.
- Eisenablagerungen in der Bauchspeicheldrüse können einen Diabetes mellitus hervorrufen, da die Insulin bildenden Zellen des Pankreas funktionsunfähig geworden sind und so der Zuckerhaushalt nicht mehr richtig reguliert werden kann.
- Pathologische Eiseneinlagerungen an Schilddrüse oder Hypophyse können die Hormonproduktion lahmlegen und zu allen Störungen führen, die mit den hormonellen Funktionen der Schilddrüse und der Hirnanhangsdrüse zusammenhängen.

Veränderungen an den Gelenken schmerzen und schränken ein.

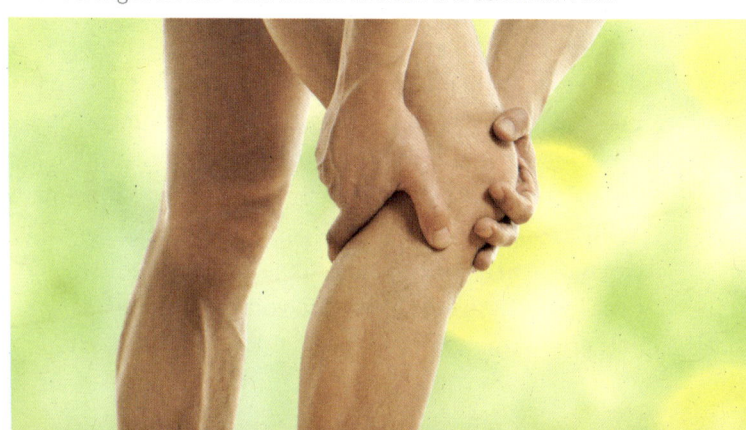

Wie lässt sich eine Hämochromatose diagnostizieren?

Das A und O ist – genauso wie zur Diagnostik eines Eisenmangels – die Blutuntersuchung mit Fokus auf die Eisenparameter. Wichtig sind: der Eisenspiegel, der Spiegel des Transportproteins Transferrin sowie des Eisenspeichers Ferritin im Serum. Liegt die Sättigung des Transferrins bei über 60 Prozent, die Konzentration von Ferritin im Serum bei mehr als 300 Mikrogramm pro Liter, besteht der Verdacht einer Hämochromatose. Oft bleibt die Eisenspeicherkrankheit eine ganze Weile unerkannt, da diese Blutwerte nicht zu den Routineparametern zählen, die bei Serumuntersuchungen grundsätzlich gemessen werden. Wenn sich im fortgeschrittenen Krankheitsstadium Hinweise auf mögliche Organveränderungen ergeben, sollten unbedingt weitere Untersuchungen erfolgen. So sind beispielsweise bildgebende Verfahren wie die Computertomografie oder Magnetresonanztomografie hilfreich, um eventuelle Gewebeschäden, etwa an der Leber, einzuschätzen.
Bei Verdacht auf eine Herzmuskelschädigung geben ein EKG sowie weitere kardiologische Untersuchungen darüber Aufschluss, inwieweit das Herz beeinträchtigt ist. Zur Einschätzung eventueller Gelenkschäden kann eine Arthroskopie, eine Gelenkspiegelung, angezeigt sein. Um möglichen Funktionsstörungen der Schilddrüse oder Hypophyse auf die Spur zu kommen, sollte der Arzt ein Hormonprofil erstellen. Auch Funktionstests

können bei der Diagnostik funktioneller Störungen der Drüsenorgane helfen.

> **INFO**
>
> ### FERROPORTIN UND TRANSFERRIN
>
> Bei beiden Proteinen handelt es sich um Transporteiweiße für ionisches Eisen im Körper. Ferroportin (von lateinisch »ferrum« = Eisen und »portare« = bringen, tragen) ist an die Membranen – also die Wände – von Epithelzellen geheftet und steuert dort den Transport von Eisen aus dem Zellinneren in das Zelläußere und damit ins Blut. Ferroportin kann nur zweiwertiges Eisen (Fe^{2+}) binden und transportieren. Erst nach Oxidation und Umwandlung zu Fe^{3+} kann das Eisen an Transferrin abgegeben und weitertransportiert werden. Wie bei einem Staffellauf arbeiten die beiden Transportproteine also Hand in Hand, um Eisen an die Orte im Körper zu bringen, an denen sie gebraucht werden.

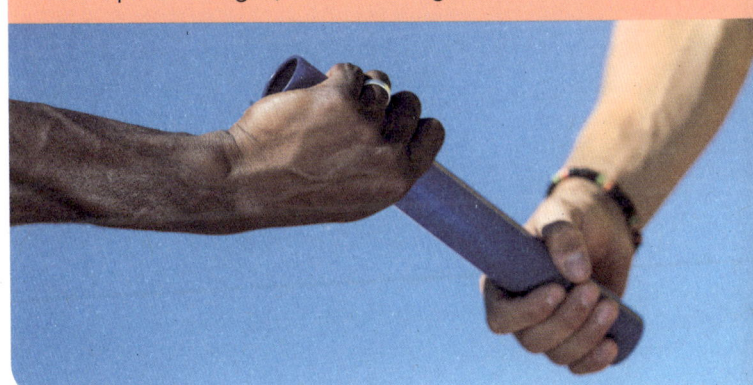

Welche Therapien helfen, den Eisenüberschuss zu normalisieren?

Ziel jeglicher Therapie ist bei der Hämochromatose, das Zuviel an Eisen aus dem Körper auszuschleusen, damit es an den Organen keinen Schaden anrichten kann. Eine sehr alte Behandlungsmethode, die aber heute immer noch zum Einsatz kommt, ist der Aderlass. In allen Naturvölkern gehörte der Aderlass zu einem der wichtigsten therapeutischen Anwendungen. Seine Geschichte ist uralt. Hippokrates (ca. 460 v. Chr.) empfahl die Therapie bei Entzündungen und Schmerzzuständen. Hildegard von Bingen (1098–1179) riet zu einem Aderlass einmal pro Jahr, um den Organismus umfassend zu reinigen, den Stoffwechsel zu entgiften und Substanzen auszuleiten, die schädlichen Einfluss nehmen würden. So wie das Eisen, das bei der Hämochromatose im Übermaß im Körper zirkuliert. Mit dem Aderlass können die Eisenspeicher entleert und die Krankheitssymptome gemildert – bestenfalls sogar ganz beseitigt werden.
Wie der Homepage der Hämochromatose Vereinigung Deutschland e. V. zu entnehmen ist, empfehlen Mediziner anfangs einen Aderlass von 500 ml Blut pro Woche. Bis zur Entleerung der Eisendepots vergehen bei einer fortgeschrittenen Hämochromatose ungefähr ein bis zwei Jahre. Die Therapie wird fortgesetzt, bis der Serumferritinwert unter 50 µg/l abfällt. Da die Eisenresorption bei der Hämochromatose erhöht ist, darf die Aderlass-Therapie nicht ganz ausgesetzt werden. Erfahrungen

zeigen jedoch, dass bei einer ausgeglichenen Körpereisenbilanz ungefähr vier bis zwölf Aderlässe meistens ausreichend sind.

Eine weitere therapeutische Möglichkeit, die Eisendepots zu leeren, ist die sogenannte Erythrozytapherese. Hier handelt es sich um ein maschinelles Verfahren, das aus der Transfusionsmedizin stammt und in der Lage ist, das Blut durch Hämapherese in seine Bestandteile aufzutrennen. Nach der Auftrennung werden lediglich die Erythrozyten entnommen, die anderen Blutbestandteile wie Plasma, Leukozyten oder Thrombozyten hingegen wieder reinfundiert, also dem Patienten wieder zurückgegeben. Im Unterschied zum Aderlass sind die einzelnen Behandlungen im Hinblick auf die Eisenentleerung wesentlich effektiver: In der Erythrozytapherese-Therapie können viel mehr rote Blutkörperchen entnommen werden als beim Aderlass; dadurch sinken die Ferritinwerte sehr viel schneller ab. Ein Problem stellen jedoch die Kosten dar: Die Übernahme vonseiten der Krankenversicherungen ist nämlich noch nicht vollständig geklärt, sodass jeder Patient individuell bei seiner Versicherung einen eigenen Antrag auf Kostenübernahme stellen muss.

Die dritte Therapieform der Hämochromatose ist eine Behandlung mit Medikamenten. So können beispielsweise bestimmte Arzneimittelsubstanzen zum Einsatz kommen, die in der Lage sind, Eisen zu binden. Hier handelt es sich um sogenannte Chelatbildner wie z. B. das

Medikament Deferoxamin. Diese Medikamente müssen mittels eines tragbaren Infusionsgerätes als Dauerinfusion ins Unterhautgewebe appliziert werden, da ihre biologische Halbwertzeit sehr kurz ist und nur wenige Minuten beträgt. Die medikamentöse Therapie ist aufwendiger, nebenwirkungsreicher und weniger effektiv als der Aderlass. Deshalb ist sie auch nur bei fortgeschrittener Herzmuskelerkrankung oder Anämie angezeigt – also nur dann, wenn ein Aderlass oder eine Erythrozytapherese hohe Komplikationen mit sich bringen würden.

Wie ist die Prognose?

Erfolgen Diagnose und Therapie frühzeitig, ist die Prognose für die Patienten ausgezeichnet. Mit effektiven Behandlungen wie der Aderlass-Therapie haben Hämochromatose-Patienten die gleiche Lebenserwartung wie gesunde Personen. Auch Folgeschäden an den Organen treten bei regelmäßigen therapeutischen Anwendungen wie Aderlässe sowie Kontrollen der Eisenwerte nicht auf. Aber sogar schon bei fortgeschrittener Erkrankung lassen sich heute viele Symptome mildern oder sogar wieder fast vollständig zurückdrängen. Eine wichtige Voraussetzung ist die Zusammenarbeit mit dem behandelnden Arzt und dem weiteren Behandlungsteam, zum Beispiel Physiotherapeuten (zur Therapie eventueller Gelenkprobleme), Hormonspezialisten (bei möglichen hormonellen Problemen durch Störung der Schilddrüsen- oder Hypophysenfunktion) sowie Ernährungsberatern.

Für die Ernährung bei Hämochromatose sollten ein paar Grundregeln beachtet werden, um die Behandlung der Krankheit zu unterstützen: So sollten Nahrungsergänzungsmittel frei von Eisen sein. Auch Vitamin C sollte am besten nicht zusammen mit den Mahlzeiten eingenommen werden, da es die Eisenaufnahme aus der Nahrung steigert. Generell ist für Hämochromatose-Patienten beim Konsum stark eisenhaltiger Lebensmittel Zurückhaltung geboten. Anhand von Tabellen mit dem Eisengehalt verschiedener Lebensmittel (→ auch Seite 83 ff.) können Sie Ihren täglichen Speiseplan individuell und den persönlichen Geschmacksvorlieben entsprechend zusammenstellen. Ernährungsberaterinnen und Ernährungsberater stehen Ihnen hier unterstützend und Rat gebend zur Seite.

Bei einem Eisenüberschuss sollte besonders auf die Kombination von Lebens- und Nahrungsergänzungsmitteln geachtet werden.

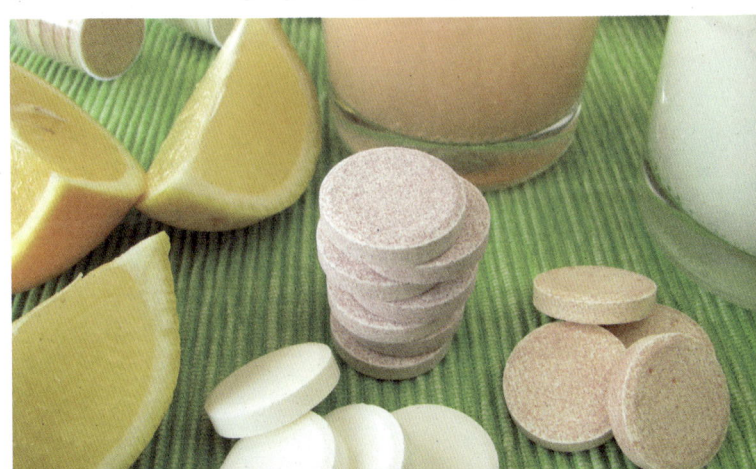

Eisenüberschuss durch die Ernährung?

Manche unter Ihnen Leserinnen und Lesern werden sich möglicherweise fragen, ob man vielleicht auch zu viel Eisen über die Nahrung aufnehmen könnte, etwa durch einen exzessiven Verzehr eisenhaltiger Lebensmittel wie rotem Fleisch. Vor allem vor dem Hintergrund der erwiesenen Schädlichkeit eines Eisenüberschusses ist diese Frage durchaus berechtigt. Da die Eisenregulation des Körpers sehr gut funktioniert, ist eine zu hohe Zufuhr des Spurenelements allein über natürliche Lebensmittel praktisch ausgeschlossen. Das gilt auch für Fleisch und Wurstwaren. So braucht man nicht zu befürchten, dass sich nach mehreren Grillabenden gleich eine sekundäre Eisenspeicherkrankheit ausbildet.

Nehmen Sie keinesfalls Eisenpräparate auf eigene Faust ein.

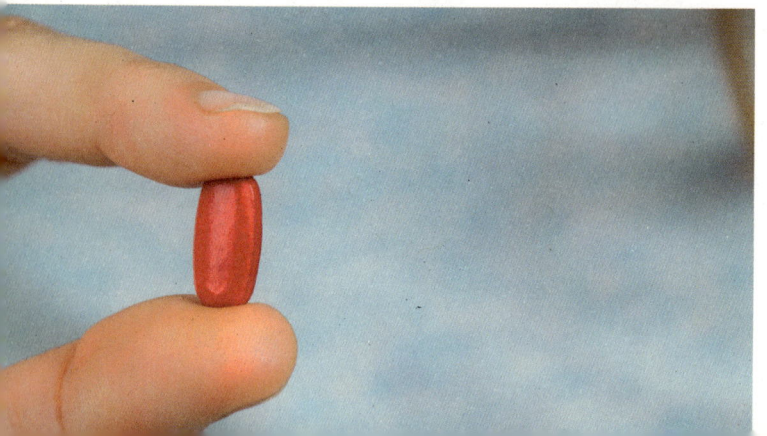

Eine Extraportion Eisen

Allerdings werden manche Nahrungsmittel gezielt mit Eisen angereichert – analog beispielsweise zum Jod in Backwaren oder im Speisesalz.

Dazu schreibt das Bundesinstitut für Risikobewertung auf seiner Website: »Die Eisenversorgung der deutschen Bevölkerung ist gut. Risikogruppen für eine Unterversorgung sind jedoch Kinder und Jugendliche in der Wachstumsphase sowie Schwangere und Stillende. Einige andere Bevölkerungsgruppen nehmen hingegen viel mehr Eisen auf, als für die Bedarfsdeckung notwendig wäre. Seit einigen Jahren wird in Deutschland ein Teil der Frühstückszerealien mit Eisen angereichert; auch werden verschiedene eisenhaltige Nahrungsergänzungsmittel angeboten. Da nach derzeitigem Stand des Wissens bei einer dauerhaft hohen Versorgung mit Eisen das Risiko für die Entstehung von Herz- und Krebserkrankungen steigt, rät das Bundesinstitut für Risikobewertung (BfR) von der Anreicherung von Lebensmitteln mit Eisen ab. Die Einnahme von eisenhaltigen Nahrungsergänzungsmitteln sollte aus Sicht des BfR nur bei einem erhöhten Eisenbedarf nach Rücksprache mit dem Arzt erfolgen.« Sollten Sie unsicher sein, ob Sie durch Ihre Ernährung möglicherweise »zu viel des Guten« tun und mehr Eisen aufnehmen, als eigentlich benötigt, können Sie Ihre Eisenwerte beim Arzt bestimmen lassen. Diese einfache Untersuchung ist auch im Vorsorge-Programm enthalten.

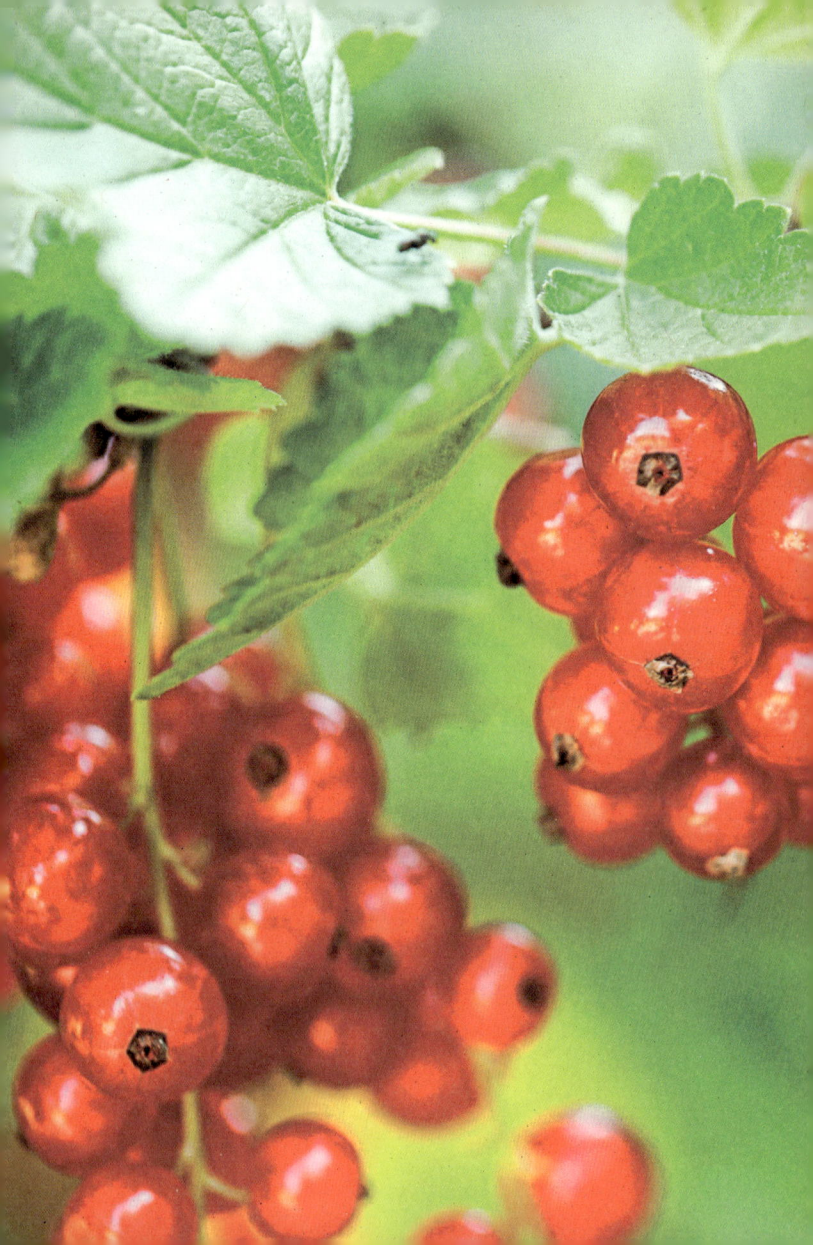

Strategien für einen gesunden Eisenhaushalt

Sie haben nun schon viel über die große, ja existenzielle Bedeutung von Eisen erfahren. Es gibt eine ganze Reihe natürlicher Lebensmittel, die Ihrem Eisenhaushalt zu neuem Gleichgewicht verhelfen können. Bringen Sie Ihre Gesundheit auf Vordermann!

Ausgewogene Ernährung: die Basis für Ihre Gesundheit

Eisen ist wichtig, sogar lebenswichtig. Doch in der ganzheitlichen Betrachtungsweise des Menschen sollte niemals nur ein Wert allein gesehen werden – so groß seine Bedeutung auch ist. Erst das Zusammenwirken aller Substanzen – aller Vitamine, Mineralien, Spurenelemente und der Tausenden von sekundären Pflanzenwirkstoffen – gibt jeder Zelle des Körpers das, was sie für Vitalität und Leistungsfähigkeit braucht. Genauso, wie nur ein vollständiges Orchester, bestehend aus Streich-, Holzblas-, Blechblas- und Schlaginstrumenten sowie Soloinstrumenten wie etwa Klavier oder Harfe, eine große Symphonie zum Erklingen bringen kann, funktionieren auch die einzelnen Wirksubstanzen im Organismus nur in einem feinen, harmonisch aufeinander abgestimmten Zusammenspiel. Auch der Eisenstoffwechsel ist eingebettet in komplexe biochemische Prozesse, in die unzählige andere Substanzen mit eingebunden sind. So wissen Sie ja bereits, dass sowohl für den Eisentransport als auch für die Eisenspeicherung spezifische Enzyme vonnöten sind – komplexe Eiweißbausteine, die nur mit Hilfe von Vitaminen, Spurenelementen und anderen Mikrostoffen hergestellt werden können. Auch könnte der Körper kein funktionierendes Hämoglobinmolekül aufbauen, selbst wenn genügend Eisen vorhanden wäre.

Es würden einfach die anderen Strukturen fehlen, die das Hämoglobin erst vollständig machen und für den Sauerstofftransport befähigen. Werfen Sie solchermaßen den Blick auf den Gesamtstoffwechsel, wird für Sie leicht nachvollziehbar, dass hier ein Rädchen ins andere greift und an jeder Schaltstelle sowie in jeder Phase des Prozesses unzählige Helfer mitwirken, damit alle Abläufe reibungslos funktionieren.

Das solideste Fundament, das Sie Ihrem Körper für einen vitalen Stoffwechsel bieten können, ist eine ausgewogene Ernährung, die alle wertvollen Substanzen liefert und die vom Organismus bestens genutzt werden können.

Abwechslung ist das Mittel der Wahl.

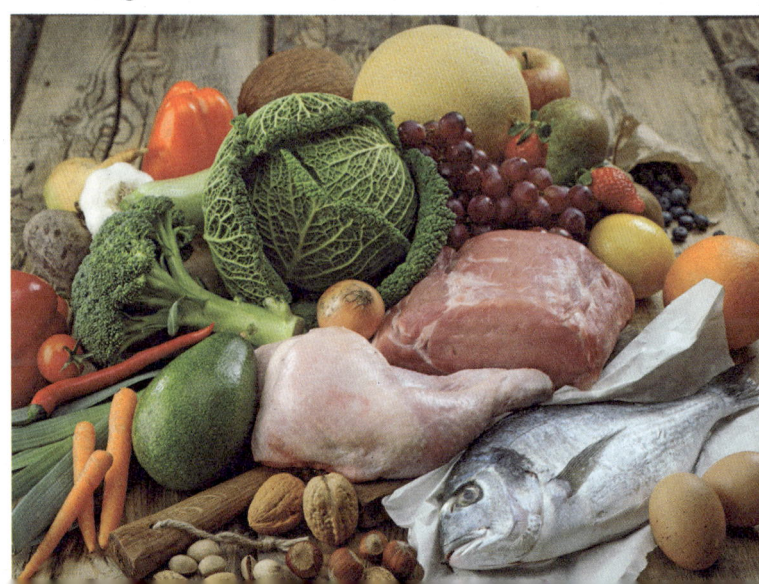

Dieses Wissen ist nicht neu, sondern fußt auf Jahrtausende alten Erkenntnissen. So wusste der deutsche Philosoph Ludwig Feuerbach (1804–1872) um die enorme Bedeutung einer gesunden Ernährungsweise und fasste dieses kurz und bündig in dem prägenden Satz zusammen: »Der Mensch ist, was er isst.«

Auch der berühmte griechische Arzt Hippokrates von Kos (460 v. Chr.), Begründer der Medizin als Wissenschaft, musste wohl den enormen Gesundheitswert guter Ernährung erkannt haben, als er sagte: »Eure Lebensmittel sollen eure Heilmittel sein.«

Heute – gute 2000 Jahre später –, ist diese Weisheit aktueller denn je. Denn Mediziner und Ernährungswissenschaftler entdecken mehr und mehr, wie wichtig eine ausgewogene Ernährung zur Vorbeugung von chronischen Leiden und zur Gesundheitsprophylaxe ganz allgemein ist. Denn in zahlreichen wissenschaftlichen Studien konnte bewiesen werden, dass eine einseitige Kost mit zu viel Fleisch, zu vielen Süßigkeiten, zu viel Fast Food und zu viel Konservenkost das Risiko für verschiedenste Erkrankungen erhöht. Eine ausgewogene, maßvolle Ernährung hingegen, die abwechslungsreich ist, die Vielfalt der Natur nutzt und alle wichtigen Nähr- und Vitalstoffe für unseren Organismus enthält, ist ein wahrer Gesundbrunnen und vermag sogar chronische Krankheiten zu heilen – so wie es Hippokrates, Hildegard von Bingen, Ludwig Feuerbach, Pfarrer Kneipp und andere große Heilkundige bereits erkannt hatten.

Welche Lebensmittel sind besonders reich an Eisen?

Jedenfalls nicht der Spinat. Der Irrglaube entstand wohl durch einen Kommafehler, der vor etwa 100 Jahren bei der Erstellung einer Nährwerttabelle gemacht wurde. Andere pflanzliche Lebensmittel sind wesentlich eisenreicher wie etwa Hülsenfrüchte, so manche Kräuter oder Getreide. Und wie Sie in diesem Buch schon erfahren haben, stellt Fleisch eine gute Eisenquelle dar, weil die Bioverfügbarkeit für den Körper besonders hoch ist. Die relativ gesehen größte Menge an Eisen nehmen wir in Deutschland über Brot auf. Männer beziehen einen recht hohen Anteil an Eisen über Fleisch und Wurstwaren, Frauen eher über Gemüse, Getreideprodukte, Pilze und Obst. Im Folgenden finden Sie einen Überblick über den Eisengehalt verschiedener Lebensmittel. Auch in der Zusammenstellung häufiger Fragen und Antworten am Schluss dieses Ratgebers erhalten Sie weitere Informationen zur Eisenversorgung über die Nahrung.

Nahrungsquelle	Eisen mg/100 g
Hülsenfrüchte, Nüsse, Samen	
Sojamehl	12,3
Hanfsamen	12,0
Sojaschnetzel-(Granulat)	11,0
Sesam	10,0
Mohn	9,5

Nahrungsquelle	Eisen mg/100 g
Chiasamen	9,5
Pinienkerne	9,2
Linsen (getrocknet)	8,0
Pistazie	7,3
Kidney-Bohnen (getrocknet)	7,0

Nahrungsquelle	Eisen mg/100 g
Getreide	
Weizenkleie	16,4
Dinkel (aus Vollkornmehl)	9,7
Weizenkeime	8,6
Amaranth	7,6
Hirse (aus Vollkornmehl)	6,9
Hafer (aus Vollkornmehl)	5,8
Haferflocken	4,7
Grünkern	4,2
Buchweizen (aus Vollkornmehl)	3,8
Quinoa	2,9
Gemüse und Pilze	
Pfifferlinge	6,5
Topinambur	3,7
Spinat	3,4
Schwarzwurzeln	3,3
Mangold	2,7
Feldsalat	2,0
Grünkohl	1,9
Erbsen	1,6
Rauke	1,5
Champignons	1,2

Nahrungsquelle	Eisen mg/100 g
Fisch und Meeresfrüchte	
Jakobsmuscheln	7,5
Sardellen	4,9
Miesmuscheln	4,2
Austern	3,1
Ölsardinen	2,7
Flusskrebs	2,0
Nordseekrabbenfleisch	1,8
Bismarckhering	1,7
Thunfisch	1,4
Kaviar	1,4
Fleisch und Geflügel	
Schweineleber	17,3
Kalbsniere	11,5
Blutwurst	10,8
Hähnchenleber	7,4
Leberwurst	6,1
Entenfleisch	4,5
Rehfleisch	3,0
Rindfleisch	2,2
Kalbfleisch	2,0
Schweinefleisch	1,8

▶

Nahrungsquelle	Eisen mg/100 g
Getrocknete Gewürze	
Thymian	123,6
Kardamom	100,0
Majoran	82,7
Kreuzkümmel	69,0
Oregano	44,0
Lorbeerblatt	43,0
Basilikum	42,0
Kurkuma	41,4
Vanilleschote	38,1
Zimt	38,1

Quelle:
PRODI Software 6.5, Wissenschaftliche Verlagsgesellschaft Stuttgart

Unser Körper bezieht das lebensnotwendige Eisen aus pflanzlichen und tierischen Quellen. Ein Wermutstropfen ist, dass das Element Eisen aus Pflanzen im Darm weniger gut aufgenommen werden kann und somit die Bioverfügbarkeit geringer ist. Dennoch kann man sich bei geschickter Nahrungszusammenstellung ausreichend Eisen über rein pflanzliche Lebensmittel in den Körper holen – eine gute Nachricht also für Vegetarier und Veganer!

Als pflanzliche Top-Eisenlieferanten stehen Kräuter und Gewürze an oberster Stelle. So enthält das Heilkraut Thymian sage und schreibe 123,6 Milligramm Eisen pro 100 Gramm. Eine stattliche Zahl, die selbst bei der geringeren Resorption und Bioverfügbarkeit gute Mengen an Eisen liefert. Natürlich ist es nicht realistisch, jeweils 100 Gramm Thymian, Kardamom oder Majoran unters Essen zu mischen. Das wäre dann nicht mehr schmackhaft und auch nicht mehr allzu bekömmlich.

Dennoch ist der altbewährte Ratschlag, seine täglichen Speisen – seien es der Kräuterquark, die Gemüsesuppe, der Salat oder die Pastasoße – mit frischen Küchenkräutern abzurunden und mit feinen mediterranen oder orientalischen Gewürzen aufzupeppen, weiterhin gültig. Und das nicht nur zur Deckung des Eisenbedarfs, sondern wegen der vielen anderen positiven Effekte, die Kräuter und Gewürze auf die Gesundheit haben. Wer in der Küche viel mit Kräutern und Gewürzen arbeitet, spart zudem auch noch Salz, was wiederum förderlich für das körperliche Wohl ist.

Auch Getreideprodukte dienen noch als recht gute pflanzliche Eisenquellen, besonders Müsli, Brot und Co., die auch in größerer Menge konsumiert werden können als Kräuter und Gewürze. Weizenkleie bringt es immerhin auf 16,4 Milligramm pro 100 Gramm. Bei Gemüse und Pilzen stehen die Pfifferlinge mit 6,5 Milligramm pro 100 Gramm an erster Stelle.

Als tierische Eisenlieferanten dienen Fisch, Meeresfrüchte und Fleisch. Eisen aus rotem Fleisch wird wegen der Ähnlichkeit mit Bluteisen besonders gut im Darm resorbiert. Es macht daher auch nichts aus, dass die tatsächlichen Eisengehalte gar nicht so hoch liegen. Bei Meerestieren und Fisch führen die Jakobsmuscheln mit 7,5 Milligramm die Liste an. Beim Fleisch dominieren die Innereien.

Der beste Weg für einen ausgeglichenen Eisenstatus, aber eben auch für die Zufuhr anderer wichtiger Vita-

mine, Spurenelemente und Mineralien ist eine ausgewogene Kost mit frischen, möglichst naturbelassenen Lebensmitteln.
Hier sehen Sie, was auf Ihrem täglichen Speiseplan stehen sollte, den Sie mit ein bisschen Fantasie sehr abwechslungsreich und »eisenfreundlich« gestalten können. Rezeptvorschläge finden Sie ab Seite 97.

Gemüse, Obst und Salat

Frisches Obst und Gemüse sowie Salat – am besten aus biologischem Anbau und in bunter, abwechslungsreicher Mischung – sollten täglich auf Ihrem Speiseplan stehen. Damit erhalten Sie alle Mikronährstoffe wie Mineralien, Vitamine, Spurenelemente, aber eben auch die wichtigen sekundären Pflanzenwirkstoffe, die Ihr Körper braucht, um gesund und fit zu bleiben. Außerdem sind Birnen, Brokkoli und Co. reich an Faserstoffen, auch als Ballaststoffe bekannt. Diese Stoffe werden zwar selbst nicht verdaut, sie regen aber die Darmaktivität an, fördern die Durchblutung und verbessern die Aufnahme von Nährstoffen ins Blut. Wie wichtig eine gesunde Kost mit viel Obst, Gemüse und Salat, dafür mit weniger (fettem) Fleisch, Wurst und anderen fetthaltigen Lebensmitteln wirklich ist, haben mehrere Studien bewiesen. So lassen sich zahlreiche Krankheiten durch eine pflanzlich orientierte Kost verhüten und erwiesenermaßen das Risiko für Krebs, vor allem für Darmkrebs, um circa 30 Prozent senken.

Gewürze

Gewürze hatten in allen großen Lehren – im indischen Ayurveda, in der Medizin Chinas, Ägyptens und des antiken Griechenlands – weniger den Zweck der kulinarischen Verfeinerung von Gerichten. Sie dienten vielmehr als Heilmittel, um verschiedene Beschwerden zu behandeln. Heute ist wissenschaftlich belegt, dass die meisten Gewürze tatsächlich therapeutische Wirkungen entfalten können. Zurückzuführen ist das auf ihren hohen Gehalt an ätherischen Ölen, sekundären Pflanzenwirkstoffen sowie zahlreichen Vitaminen. So zeichnen sich Petersilie, Basilikum oder Dill beispielsweise durch einen hohen Vitamingehalt aus, Safran, Nelke, Zimt sowie Salbei und Thymian enthalten Aromastoffe in hoher Konzentration, die antiseptisch wirken und Entzündungen mildern, Kurkuma (Gelbwurz) senkt auf milde Weise den Cholesterinspiegel, regt den Gallefluss an und fördert – wie auch Koriander oder Majoran – die Verdauungstätigkeit. Und, wie Sie der Tabelle auf Seite 83 ff. entnehmen können, hat Kurkuma mit über 40 Milligramm pro 100 Gramm einen recht ansehnlichen Eisengehalt.

Am besten kaufen Sie Küchenkräuter immer frisch aus biologischem Anbau oder ziehen sie – wenn Sie die Möglichkeit dazu haben – im Blumentopf selbst. Beim Kauf von getrockneten Gewürzen und Gewürzpulvern sollten Sie ebenfalls immer auf hohe Qualität achten und sich über das Herkunftsland sowie die Anbauweise informieren.

Die besten Kräuter und Gewürze für Ihre Gesundheit

Um insbesondere Salate und Suppen zu verfeinern, eignen sich folgende Kräuter hervorragend:
- Dill, Kresse, Liebstöckel, Petersilie, Zitronenmelisse.

Für eine italienische Geschmacksnote Ihrer Gerichte sorgen vor allem
- Basilikum, Majoran, Oregano, Rosmarin, Salbei, Thymian.

Einen deutlichen thailändischen oder chinesischen Einschlag bekommen Ihre Speisen durch
- Chili, Ingwer, Koriander, Zitronengras.

Für eine orientalische, aber auch asiatische (zum Beispiel indische) Ausrichtung Ihrer Küche eignen sich gut
- Kardamom, Kumin (Kreuzkümmel), Kurkuma, Paprika, Safran, Zimt.

Ausgezeichnet für die allgemeine Verfeinerung Ihrer Speisen, aber auch von großem gesundheitlichem Nutzen sind zudem Wildkräuter, wie beispielsweise
- Bärlauch, Beifuß, Brennnessel, Huflattich, Löwenzahn, Rotklee, Sauerampfer, Sauerklee, Schafgarbe.

Wenn Sie Wildkräuter selbst sammeln möchten, brauchen Sie einige botanische Grundkenntnisse. Denn Sie müssen essbare von ungenießbaren oder gar giftigen

Pflanzen unterscheiden können. Sammeln Sie nicht in der Nähe von Straßen, Industrieanlagen, nicht auf Äckern, Hundewiesen und selbstverständlich nicht in Naturschutzgebieten. Reißen Sie die Pflanzen nicht aus, sondern schneiden Sie nur das ab, was Sie verwenden wollen (beispielsweise die Blätter des Bärlapps). Wildkräuter können in unseren Breitengraden von März bis November gesammelt werden. Viele Arten schmecken jedoch im Frühjahr am besten.

Getreideprodukte

Auch das morgendliche Müsli und das Vollkornbrötchen oder -brot fördern Ihre Gesundheit sowie Ihr Wohlbefinden. Getreideprodukte – am besten aus vollem Korn – dürfen in einer abwechslungsreichen Ernährung nicht fehlen. Vollkornprodukte besitzen zahlreiche Nähr- und Vitalstoffe, die der Organismus dringend braucht. Neben Kohlenhydraten, Eiweiß, Ballaststoffen und Fett enthalten sie auch lebenswichtige Vitamine und Mineralstoffe. In vielen Mehlsorten fehlen jedoch diese kostbaren Bestandteile des Korns, weil Schale und Keime meist bei der Herstellung des Mehls entfernt werden. Allerdings finden sich gerade in diesen Pflanzenteilen besonders viele Vitamine und Mineralstoffe. Zum Vergleich: Brot aus Vollkornmehl enthält viermal so viel Eisen und doppelt so viel Magnesium wie Weißbrot. Geben Sie deshalb nicht nur bei Brot oder Brötchen, sondern auch bei Nudeln oder Reis den Vollkornprodukten den Vorzug.

MILCH UND MILCHPRODUKTE

INFO

Milch wird nicht als Getränk, sondern als Nahrungsmittel bezeichnet. Und das mit Fug und Recht. In den ersten Monaten ist Milch für Mensch und Säugetier unentbehrlich, um sich gesund zu entwickeln, denn sie enthält alle dafür notwendigen Stoffe. Gerade Kinder haben einen besonders hohen Bedarf an Energiebausteinen wie Kohlenhydraten, Fett und Eiweiß sowie Mineralstoffen und Vitaminen, die in Milch reichlich vorhanden sind. Sie darf in der Ernährung von Klein- und Schulkindern deshalb nicht fehlen. Zwar spielen Milch und Milchprodukte bezüglich der Eisenversorgung eine untergeordnete Rolle – ein Liter Milch enthält nur 0,05 Milligramm Eisen –, dennoch sind Milch und Milchprodukte wie Quark, Joghurt, Kefir, Dickmilch, Buttermilch und Käse vor allem wegen des hohen Gehalts an Kalzium auch für Erwachsene empfehlenswert. Speziell angereicherte Sorten von Joghurt und sauren Milchprodukten liefern dem Körper zudem noch sogenannte Prä- und Probiotika. Diese Substanzen sind für eine gesunde Darmflora unentbehrlich. Die Darmflora besteht aus Millionen »guter« Bakterien, die als »Immuntruppe« neben anderen Abwehrmolekülen die wichtige Aufgabe haben, den Darm und so letztlich den gesamten Organismus vor Krankheitserregern zu schützen. Präbiotika sind spezielle Nährstoffe, zum

...

> **INFO**
>
> ...
> Beispiel kleine Kohlenhydratmoleküle, die den nützlichen Bakterien sozusagen als Futter dienen, damit sie sich gut vermehren können. Bei Probiotika handelt es sich selbst um Bakterien, wie Laktobazillen, welche die Darmflora besiedeln. Dass ein Darmmikrobiom, wie man es heute nennt, unerlässlich für die Aufnahme wertvoller Nähr- und Vitalstoffe und so auch für Eisen ist, gilt schon lange als bewiesen, wird heute aber von der Wissenschaft zunehmend erforscht.

Fisch und Fleisch

Diese tierischen Nahrungsmittel haben ebenfalls einen großen gesundheitlichen Nutzen. So liefern vor allem Seefische und Meeresfrüchte eine Vielzahl an Spurenelementen wie Zink, Selen und Jod, die häufig durch pflanzliche Kost in dieser Konzentration nicht zu erhalten sind. Außerdem bekommt der Organismus durch regelmäßigen Verzehr von Fisch wertvolles Eiweiß geliefert. Mageres Fleisch, zum Beispiel Rind, Kalb, Lamm sowie Geflügel, bergen ebenfalls für den Organismus wichtige Gesundheitsstoffe.

Und natürlich sollte auch an dieser Stelle noch einmal erwähnt werden, dass das für die Blutbildung so wichtige Eisen im Fleisch besonders gut verwertet werden kann. Laut ernährungswissenschaftlichen Empfehlungen sollte ein- bis zweimal Seefisch und ein- bis zweimal eine Portion Fleisch auf Ihrem wöchentlichen Speiseplan stehen. Wenn Sie sich vegetarisch ernähren möchten, können Sie sich mit Ihrem Arzt oder auch einem Ernährungsberater absprechen, wie Sie den Bedarf an wichtigen Vitalstoffen decken können.

REICHLICH FLÜSSIGKEIT

INFO

Sie kennen sicher die Empfehlung, jeden Tag ausreichend Flüssigkeit aufzunehmen – am besten zwei Liter am Tag, bei sportlicher Aktivität oder an heißen Tagen sogar mehr. Empfehlenswert sind Tees, zuckerarme Säfte und Mineralwässer. Mineralwasser in Flaschen hat keine Bedeutung für den Eisenhaushalt, da es aus optisch-ästhetischen Gründen enteisent wird. Das zweiwertige Eisen geht bei Oxidation nämlich in dreiwertiges Eisen über, flockt aus und hinterlässt braune Schwebeteilchen, die man leicht als Verunreinigung werten würde.

Es gibt aber sehr wohl Wasser, das eine gute Eisenversorgung ermöglicht, nämlich das aus sogenannten Stahlquellen. Diese natürlichen Quellen führen viele mineralische Substanzen mit sich, die das Wasser aus dem Gestein gelöst hat, unter anderem auch Eisen. Die Stahlquelle in Bad Soden im Taunus verfügt über einen stattlichen Eisengehalt von 23,7 Milligramm pro Liter. Die früher

...

> **INFO**
>
> ... als Brückenbrunnen bezeichnete Stahlquelle im Kurort Bad Wildungen weist sogar 26 Milligramm pro Liter auf. Auch der Harz erfreut sich einer Stahlquelle. Sie liegt im Ort Neudorf auf einem Hochplateau, 440 Meter über dem Meeresspiegel. Das Bad Bockleter Stahlwasser, das in der Rhön aus 100 Meter Tiefe durch den Druck der eigenen Kohlensäure hervorsprudelt, galt als Deutschlands eisenreichstes Wasser. Aber auch wenn der Eisengehalt von 16,6 Milligramm pro Liter dem von Bad Soden und Bad Wildungen unterlegen ist, erfreuen sich noch heute Bewohner und Besucher an dem scherzhaften Spruch: »Bürger von Bad Bocklet sterben nicht, sie rosten.«

Köstliche Rezepte

Auf den folgenden Seiten finden Sie tolle Ideen aus der mediterranen und der asiatischen Küche. Warum ausgerechnet Essen aus Mittelmeerraum und Fernost? Aus einem einfachen Grund: Die ursprüngliche Küche aus Ländern wie Italien, Japan, Thailand und China gilt als besonders gesund. Die folgenden Rezepte sind darauf ausgelegt, Ihre Eisenversorgung zu optimieren. Deshalb sind frische Kräuter und Gewürze die Spitzenreiter unter den Zutaten, die die Speisen nicht nur lecker machen, sondern richtig (eisen-)gesund!

Wo die Vorteile im Besonderen liegen, erfahren Sie hier:

▶ Sowohl in mediterranen Ländern wie auch in Fernost steht Gemüse ganz hoch im Kurs, das in konzentrierter Form pflanzliche Vitalstoffe liefert. Außerdem wird das Gemüse besonders schonend zubereitet, die wertvollen Stoffe bleiben erhalten. Typisch für China oder Thailand ist die Zubereitung im Wok. Eine Zeit lang war den Chinesen das Garen ihrer Speisen in dieser speziellen hohen und gewölbten Pfannenform sogar per Gesetz vorgeschrieben – und zwar aus gesundheitlichen Gründen. Das macht durchaus Sinn, denn im Wok werden die Zutaten nur kurz, dafür aber sehr stark erhitzt. Dadurch bleiben alle Inhaltsstoffe geschont und verlieren ihre gesundheitsfördernde Wirkung nicht.

▶ Auch frische Kräuter und Gewürze finden in der Mittelmeerküche sowie in der asiatischen Küchentradition reichlich Verwendung – und das nicht nur für den Geschmack, sondern um die wertvollen Spurenelemente, Mineralien und Vitamine zu nutzen. Basilikum, Petersilie, Schnittlauch, Thymian, Rosmarin, Majoran, Koriander, Salbei, Dill und Zitronengras sind ein paar der Kräuterklassiker, die den Gerichten ihre besondere Geschmacksnote verleihen. Die asiatische Gesundheitswurzel schlechthin ist der Ingwer. Sie fördert die Verdauung, stärkt das Immunsystem und regt den Stoffwechsel an. Ebenfalls in Asien, aber auch am Mittelmeer ganz hoch im Kurs: der Knoblauch. Die

Knolle hat viele positive Effekte und vermag sogar, Herz und Gefäße zu schützen.

▶ Der Gesundheitsrenner im mediterranen Raum ist das Olivenöl. Besonders das schonend hergestellte, kalt gepresste native Olivenöl gilt als Fitmacher für den Organismus, da es hochwertige ungesättigte Fettsäuren enthält, die zahlreiche Funktionen im Stoffwechsel haben und als wichtige Bausteine von den Zellen genutzt werden.

▶ Beiden Küchentraditionen zu eigen ist ein relativ sparsamer Verzehr von Fleisch. Und wie Sie nun wissen, muss das für den Eisenhaushalt keineswegs von Nachteil sein. Statt Fleisch kommt regelmäßig frischer Seefisch auf den Tisch. Ein wichtiger Bestandteil der asiatischen Küche ist Geflügelfleisch, das zumeist fettarm und deshalb für den Organismus bekömmlicher ist.

Minestrone – eine gesunde und schmackhafte Suppe

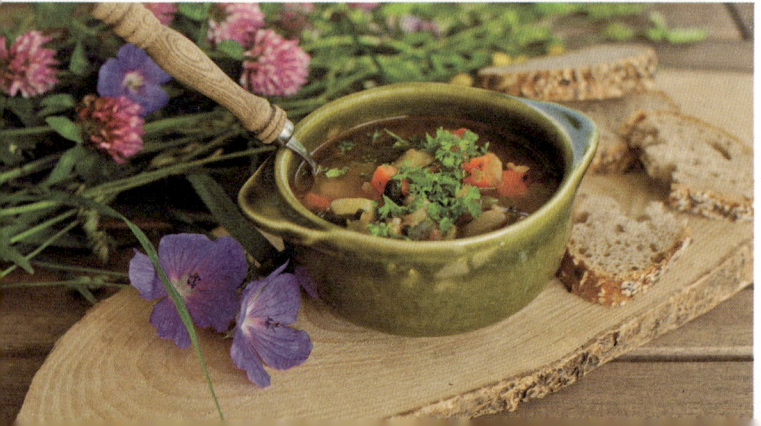

Gesund und lecker aus dem Mittelmeerraum
Rezepte für jeweils ♀♀ bis ♀♀♀

Minestrone

1 kleine Zwiebel • 2 Zehen Knoblauch • Etwas Pflanzenöl • Instant-Gemüsebrühe (nach Geschmack) • 1 Stange Staudensellerie • 1 kleine Zucchini • 1 kleine Lauchstange • 100 g Brokkoli • 1 Karotte • 2 kleine Kartoffeln • 1 große Fleischtomate • Salz • Pfeffer • Frische Gartenkräuter: z. B. Dill, Petersilie, Schnittlauch, Liebstöckel, Basilikum

1 Schälen Sie Zwiebel und Knoblauch, Zwiebel fein würfeln und Knoblauch in feine Scheiben schneiden.
2 Geben Sie das Öl in einen Topf, Zwiebel und Knoblauch darin kurz andünsten.
3 Füllen Sie nun ungefähr ¾ Liter Wasser sowie Instant-Gemüsebrühe dazu, und bringen Sie die Flüssigkeit zum Kochen.
4 Waschen Sie Sellerie, Zucchini, Lauch und Brokkoli, schneiden Sie das Gemüse in Scheiben. Putzen Sie die Karotte, schälen Sie die Kartoffeln, und schneiden Sie sie ebenfalls klein. Blanchieren Sie die Tomate, häuten Sie sie, und schneiden Sie sie in Würfel.
5 Geben Sie das Gemüse nun in den Topf, und lassen Sie es ungefähr 15 Minuten auf kleiner Flamme köcheln.
6 Schmecken Sie die Suppe mit Salz und Pfeffer ab, und füllen Sie sie in die Teller.
7 Geben Sie nun noch die frischen, klein gehackten Gartenkräuter darüber.

Tomatensuppe mit Basilikum

1 kleine Zwiebel • 400 g vollreife Fleischtomaten (alternativ 1 Dose Tomaten in kleinen Stücken) • Salz • Pfeffer • Instant-Gemüsebrühe • 2 EL saure Sahne oder Crème fraîche • 2 TL Sherry • Frische Basilikumblätter

1 Häuten Sie die Zwiebel, und schneiden Sie sie in kleine Würfel. Die Zwiebel in etwas Pflanzenöl goldgelb anbraten. Blanchieren Sie die Tomaten, ziehen Sie die Haut ab, und pressen Sie sie durch ein grobes Sieb. Wenn Sie keine frischen Tomaten haben oder es schnell gehen muss, können Sie alternativ auch Tomaten aus der Dose verwenden.

2 Füllen Sie die Tomaten-Zwiebel-Mischung mit ¼ bis ½ Liter Wasser auf, und geben Sie etwas Instant-Gemüsebrühe dazu.

3 Lassen Sie die Suppe ungefähr 10 Minuten köcheln.

4 Verrühren Sie die saure Sahne mit dem Sherry. Füllen Sie die Suppe in die Teller, geben Sie die saure Sahne in die Mitte, und streuen Sie die frischen, etwas zerkleinerten Basilikumblätter darüber.

Bunter Salatteller mit Putenstreifen

100 g Putenschnitzel oder Putenbrust • Kräutersalz • Muskatnuss • mildes Paprikapulver • 1 Chicorée • 2 Salatherzen • 1 kleine Salatgurke • 10 Cocktailtomaten • 1 gelbe Paprika • Balsamicoessig • Olivenöl • 50 g Sprossen • Frische Gartenkräuter nach Wahl

1 Schneiden Sie das Putenschnitzel in feine Streifen, und braten Sie diese in Pflanzenfett in der Pfanne an, bis sie ganz durch sind. Aus der Pfanne nehmen, auf Küchenpapier zum Abtropfen geben und dann mit Kräutersalz, Muskatnuss und mildem Paprikapulver würzen.
2 Während das Fleisch auskühlt, waschen Sie das Gemüse und die Salate, und richten Sie sie auf einem großen Teller an – Chicorée-Blätter und Salatherzen nach außen legen, darauf Gurkenscheiben verteilen, Tomaten und Paprikaschnitze sorgen für weitere Farbtupfer.
3 Nun das Fleisch schön drapieren, mit etwas Balsamico und Olivenöl anmachen und Sprossen sowie Kräuter darüberstreuen.

Griechischer Schafskäsesalat

2 große Fleischtomaten • 1 große Salatgurke • Etwa 15 schwarze und grüne Oliven (entsteint) • 2 kleine rote Zwiebeln • 150 g griechischer Schafskäse in Salzlake • Gewürzsalz • Balsamicoessig • Olivenöl • Frische Gartenkräuter nach Wahl

1 Waschen Sie die Tomaten und die Gurke, und schneiden Sie sie in mundgerechte Stücke. Geben Sie sie zusammen mit den Oliven in eine Schüssel.
2 Schälen Sie die Zwiebeln, und schneiden Sie sie in schmale Ringe, den Schafskäse in kleine Würfel, und geben Sie sie ebenfalls in die Schüssel.
3 Mit Gewürzsalz, Balsamico und Olivenöl abschmecken, die Gartenkräuter klein hacken und darüberstreuen.

Reissalat mit Thunfisch

1 Tasse Naturreis • 3 Frühlingszwiebeln • Etwa 10 Cocktailtomaten • 3 EL Kapern • Etwa 10 schwarze, entkernte Oliven • Frische Gartenkräuter nach Wahl • 2 Dosen weißer Thunfisch im eigenen Saft • 2 EL Olivenöl • 2 EL Sonnenblumenöl oder Distelöl • Weißer Balsamicoessig • Pfeffer • Kräuterwürzsalz

1 Kochen Sie den Naturreis, und lassen Sie ihn abkühlen.

2 Schneiden Sie währenddessen die Frühlingszwiebeln klein, halbieren Sie die Cocktailtomaten, geben Sie Kapern und Oliven dazu, und mischen Sie das Ganze in einer Schüssel mit klein gehackten frischen Kräutern, z. B. Petersilie, Liebstöckel oder Schnittlauch.

3 Geben Sie nun den Thunfisch dazu. Verwenden Sie weißen Thunfisch im eigenen Saft, ohne Öl. Es gibt inzwischen Hersteller, die garantieren, dass der Thunfisch nicht mit Netzen gefangen wurde, die Delfinen gefährlich werden könnten (achten Sie auf das entsprechende Siegel).

4 Rühren Sie die Öle und den Balsamicoessig unter. Würzen Sie mit Pfeffer und Kräuterwürzsalz.

5 Mischen Sie alles noch mit dem Reis, und lassen Sie den Salat mindestens eine halbe Stunde lang durchziehen.

Zucchinigratin

2 große Kartoffeln • 1 Gemüsezwiebel • 2 mittelgroße Zucchini • 2 Eier • ¼ l Milch • 4 EL saure Sahne oder Crème fraîche • Kräutersalz • Pfeffer • 1 Zweig Thymian • 1 Zweig Rosmarin • Frische oder getrocknete Oreganoblätter • 4 Esslöffel geriebener Emmentaler oder Parmesan

1 Schälen Sie die Kartoffeln, und schneiden Sie sie in 1,5 Zentimeter dicke Scheibchen. Kochen Sie die Kartoffelschnitze 10 Minuten.

2 Streichen Sie währenddessen eine Gratinform dünn mit Pflanzenfett aus. Schälen Sie die Gemüsezwiebel, und schneiden Sie sie in Ringe, legen Sie die Form damit aus. Waschen Sie die Zucchini, und schneiden Sie sie in Scheibchen.

3 Schichten Sie das Gemüse abwechselnd mit den angekochten Kartoffeln ziegelartig in die Form.

4 Verrühren Sie jetzt Eier, Milch und Crème fraîche. Würzen Sie die Flüssigkeit mit Kräutersalz, Pfeffer und den klein gehackten Küchenkräutern, gießen Sie das Ganze über den Auflauf.

5 Streuen Sie den geriebenen Emmentaler oder Parmesan darüber.

6 Backen Sie das Gratin bei ca. 200 °C ungefähr 20 Minuten lang im Herd. Das Gericht ist fertig, wenn der Käse zerlaufen ist und sich eine goldbraune Kruste gebildet hat.

Nudelterrine Toskana

*1 große Gemüsezwiebel • 2 Knoblauchzehen • 2 Karotten •
1 große Scheibe Sellerie • ¼ Petersilienwurzel • 2 große Fleischtomaten • Kräutersalz • Pfeffer • Frische Gartenkräuter • 1 Zweig frischer Rosmarin • 300 g Vollkornnudeln • 4 EL geriebener Parmesan*

1 Schälen Sie die Zwiebel und die Knoblauchzehen, schneiden Sie sie klein, und braten Sie sie in wenig Pflanzenfett an.

2 Schälen Sie die Karotten, Sellerie und Petersilienwurzel, und schneiden Sie sie in kleine Stifte. Geben Sie alles zu den Zwiebeln.

3 Überbrühen Sie die zwei großen Tomaten, schälen Sie sie, und schneiden Sie sie klein. Fügen Sie die Tomaten der Gemüsemischung zu, rühren Sie kräftig um.

4 Würzen Sie mit Salz, Pfeffer, frischen Kräutern und dem klein gehackten frischen Rosmarin. Lassen Sie dann das Ganze eine Viertelstunde köcheln.

5 In der Zwischenzeit können Sie die Vollkornnudeln kochen. Wenn sie al dente sind, abgießen und in tiefen Tellern anrichten.

6 Gießen Sie die Soße über die Nudeln, und reiben Sie nach Geschmack frischen Parmesan über die Nudelterrine.

Crêpes mit Pilzfüllung

3 Eier • 7 EL Vollkornmehl • Etwas Mineralwasser • 400 g frische Pilze, vor allem Pfifferlinge • 1 Gemüsezwiebel • Frischer Schnittlauch • Frische Petersilie • Kräutersalz • 2 EL Sauerrahm • 1 kleiner Salatkopf • 1 Zitrone

1 Bereiten Sie mit dem Mixstab aus den Eiern, dem Vollkornmehl und dem Mineralwasser (es sollte Kohlensäure enthalten, dann wird der Teig lockerer) einen Crêpes-Teig. Lassen Sie ihn etwas ruhen, währenddessen können Sie die Füllung vorbereiten.

2 Verwenden Sie dazu Pilze nach Jahreszeit und Ihrer persönlichen Vorliebe, z. B. Austernpilze, Champignons, Pfifferlinge oder Steinpilze. Putzen und waschen Sie sie.

3 Erwärmen Sie in einer Pfanne etwas Pflanzenfett, und braten Sie die geschälte und klein geschnittene Gemüsezwiebel darin an. Geben Sie die Pilze dazu, und lassen Sie das Gemüse 10 Minuten lang mit kleiner Hitze garen.

4 Schmecken Sie die Füllung mit dem Schnittlauch, der Petersilie, Kräutersalz und etwas Sauerrahm ab. Stellen Sie sie warm.

5 Bereiten Sie in einer beschichteten Pfanne oder auf einem Crêpes-Eisen die kleinen Pfannküchlein zu, und füllen Sie diese mit den Pilzen.

6 Garnieren Sie die Crêpes mit grünem Salat, den Sie nur mit etwas Zitronensaft aromatisieren. So kommt der feine Pilzgeschmack besser zur Geltung.

Seezunge mit wildem Reis

2 Tassen Wildreis • 2–3 Seezungenfilets • 1 Zitrone • Salz • Pfeffer • 1 Zwiebel • 2 EL Sauerrahm • Frischer Dill • 2 Karotten 200 g Feldsalat • 2 EL Olivenöl • 2 EL Balsamicoessig

1 Kochen Sie den wilden Reis nach Vorschrift, bereiten Sie währenddessen die Seezungenfilets vor. Beträufeln Sie die Fischstücke mit etwas Zitronensaft, und würzen Sie sie sparsam mit Salz.

2 Geben Sie in eine Auflaufform etwas Pflanzenfett, und legen Sie den Boden der Form mit Zwiebelscheiben aus. Schichten Sie darauf den gekochten Reis. Auf den Reis legen Sie die gewürzten Fischfilets.

3 Bestreichen Sie den Fisch mit etwas Sauerrahm, und streuen Sie frischen Dill darüber. Schließen Sie die Form mit einem Deckel oder Alufolie.

4 Garen Sie das Gericht ungefähr 20 Minuten im Backofen bei 250 °C (Gas Stufe 3).

5 Während der Garzeit bereiten Sie aus geschälten, gehobelten Karotten und frischem Feldsalat einen knackigen Salat. Schmecken Sie ihn mit Olivenöl und Balsamicoessig, Salz und Pfeffer ab.

Dorade im mediterranen Gemüsebett

2 Doraden à ungefähr 300 g • Salz • Pfeffer • 2 Schalotten • 6–8 Knoblauchzehen • 5 Rispentomaten • 1 kleine Zucchini • 1 Fenchelknolle • 2 EL Olivenöl • 1 Zweig Rosmarin • 1 Zweig Thymian • Ein paar Salbei- und Basilikumblätter

1 Spülen Sie die Doraden in kaltem Wasser ab, tupfen Sie sie anschließend trocken, und würzen Sie sie innen und außen mit Salz und Pfeffer.

2 Schälen Sie Schalotten und Knoblauchzehen, schneiden Sie sie in Ringe, die Knoblauchzehen in Scheiben. Die Rispentomaten waschen und vierteln, die Zucchini und den Fenchel waschen, putzen und in Scheiben schneiden. Heizen Sie nun den Backofen vor.

3 Geben Sie etwas Pflanzenfett in eine Pfanne, und schwitzen Sie die Schalotten und Knoblauchzehen an. Geben Sie auch die Tomatenviertel, Zucchini- und Fenchelscheiben dazu, und dünsten Sie das Gemüse kurz an. Füllen Sie jetzt alles in einen Bräter.

4 Binden Sie die Kräuter zu zwei Sträußchen, und legen Sie diese aufs Gemüse. Anschließend die Doraden aufs Gemüsebett geben und mit dem Olivenöl beträufeln.

5 Im Ofen bei ca. 180 °C 15 bis 25 Minuten garen.

Gefüllte Hähnchenbrust

2 Hähnchenbrustfilets (jeweils ca. 200 g) • 150 g Mozzarella •
2 Zweige Majoran • Salz • Pfeffer • 100 g Parmaschinken •
⅛ Liter trockener Weißwein • 2 Schalotten • 2 Fleischtomaten •
3 EL Olivenöl • 1 kleine Dose weiße Bohnen

1 Heizen Sie den Backofen auf 180 °C vor. Tupfen Sie die Hähnchenbrustfilets mit Küchenpapier trocken, lösen Sie die Sehnen ab, und schneiden Sie mit einem scharfen Messer eine Längstasche ins Fleisch.

2 Teilen Sie den Mozzarella in vier Scheiben, und legen Sie jeweils zwei Scheiben in ein Filet. Geben Sie einige Majoranblätter dazu, würzen Sie mit Salz und Pfeffer. Umwickeln Sie das Filet mit Parmaschinken, befestigen Sie das Ganze mit Zahnstochern.

3 Legen Sie die Filets in einen Bräter, gießen Sie den Weißwein dazu, und garen Sie alles bei 180 °C ungefähr 30 Minuten.

4 Schälen Sie die Schalotten, schneiden Sie sie klein, überbrühen, häuten und würfeln Sie die Tomaten.

5 Erhitzen Sie das Olivenöl in der Pfanne, schwitzen Sie die Schalotten an, geben Sie die Tomaten und dann die Bohnen dazu. Alles 4 bis 5 Minuten garen, dann das Fleisch aus dem Ofen nehmen und auf den vorgewärmten Tellern anrichten.

6 Den Weißweinsud zur Tomaten-Zwiebel-Bohnen-Mischung geben, vermischen und neben den Hähnchenfilets auf den Tellern platzieren.

Köstliches aus dem Morgenland
Rezepte für jeweils ♟♟ bis ♟♟♟

Seidentofusuppe

1 Frühlingszwiebel • 2 Knoblauchzehen • Etwas Pflanzenöl oder Ghee • 2 Zweige frischer Koriander • 2 EL asiatische Fischsoße • Instant-Gemüsebrühe • 100 g Schweinehackfleisch • Salz • Pfeffer • 200 g Seidentofu

1 Schälen Sie die Frühlingszwiebel, und schneiden Sie sie sowie den Koriander klein. Hacken Sie den geschälten Knoblauch klein, und braten Sie ihn mit etwas Fett in einer Pfanne kurz an.

2 Erhitzen Sie in einem Topf ungefähr ¾ Liter Wasser, geben Sie Fischsoße und Gemüsebrühe dazu.

3 Würzen Sie das Hackfleisch mit Salz und Pfeffer, schaben Sie es mit einer Gabel von einem Brett in die Suppe, und lassen Sie es ungefähr 3 Minuten köcheln.

4 Schneiden Sie den Tofu in mundgerechte Würfel und geben ihn zusammen mit der Frühlingszwiebel und dem Koriander ebenfalls in die Suppe. Zum Schluss noch den Knoblauch darüberstreuen.

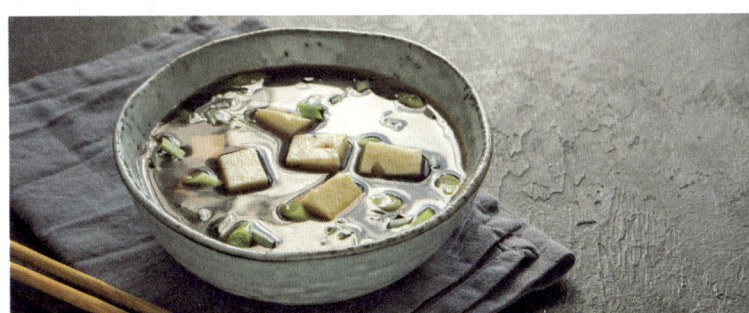

Kokosmilchsuppe mit Huhn

250 g Hähnchenbrustfilet • Etwas Kokosfett • 1 kleine Dose Kokosmilch • 2 EL asiatische Fischsoße • 2 thailändische Kaffir-Limettenblätter (frisch oder getrocknet) • 10 kleine Cherrytomaten • 1 Stängel Zitronengras • 6–8 Shiitake-Pilze • 1 gehäufter TL frischer, geriebener Ingwer • 1 Limette • 2 kleine rote Chilischoten • Frischer Koriander nach Beliebem

1 Schneiden Sie die Hähnchenbrustfilets in mundgerechte Scheiben, und braten Sie diese in der Pfanne kurz in etwas Kokosfett an.

2 Verdünnen Sie die Kokosmilch in einem Topf mit ungefähr ½ Liter Wasser, und mischen Sie die Fischsoße unter.

3 Waschen Sie Kaffirblätter, Tomaten, Zitronengras, und putzen Sie die Pilze. Halbieren Sie die Tomaten und die Kaffirblätter, die Pilze nur, wenn sie größer sind. Schneiden Sie das Zitronengras in 2 Zentimeter große Stücke.

4 Bringen Sie die Flüssigkeit zum Kochen, und geben Sie zunächst Ingwer, Zitronengras und Kaffirblätter hinein, lassen Sie das Ganze ca. 3 Minuten leicht köcheln. Geben Sie dann noch Pilze, Tomaten und das Hähnchenfleisch dazu und lassen alles noch weitere 4 Minuten ziehen.

5 Drücken Sie die Limette aus, schneiden Sie die Chilis in feine Ringe, und geben Sie diese am Schluss zusammen mit den gezupften Korianderblättern in die Suppe.

Glasnudelsalat

*150 g chinesische Glasnudeln • 2 EL getrocknete Mu-Err-Pilze •
1 kleine Chilischote • 10 Cherrytomaten • 1 Stange Sellerie •
1 Zweig Koriander • 1 gehäufter Teelöffel geriebener Ingwer •
1 EL brauner Zucker • 4 EL Limettensaft • 2 EL asiatische Fischsoße*

1 Lassen Sie die Glasnudeln etwa 3 bis 5 Minuten lang in sehr heißem, aber noch nicht kochendem Wasser ziehen, bis sie weich sind. Schrecken Sie die Nudeln mit kaltem Wasser ab, schneiden Sie sie gegebenenfalls etwas kürzer.

2 Legen Sie auch die Mu-Err-Pilze ein, und lassen Sie sie in heißem Wasser ziehen, bis sie ebenfalls weich geworden sind. Zerkleinern Sie die Chilischote, waschen und halbieren Sie die Tomaten, waschen Sie den Sellerie und schneiden ihn in kleine Scheiben.

3 Mischen Sie Ingwer, Zucker, Limettensaft und Fischsoße in einer Salatschüssel, und geben Sie die anderen Zutaten hinein. Alles gut durchmischen und mit Korianderblättern garnieren.

TIPP Wenn Sie den Glasnudelsalat nicht vegetarisch mögen, können Sie ihn sehr gut mit Geflügelfleisch, Fisch oder Meeresfrüchten kombinieren.

Papaya-Shrimps-Salat

10–12 Shrimps • 2 Knoblauchzehen • 1 kleine getrocknete Chilischote • 1 walnussgroßes Stück Ingwer • 2 EL Fischsoße • 4 EL Limettensaft • 1 EL brauner Zucker • 4 Kirschtomaten • 1 kleine Papaya (ca. 200 g) • Korianderblätter

1 Die Shrimps in Pflanzenfett in der Pfanne kurz anbraten. Knoblauchzehen schälen und wie die Chilischoten zerkleinern, Ingwer reiben und in einer Salatschüssel mit Fischsoße, Limettensaft und Zucker mischen.
2 Waschen Sie die Tomaten, und halbieren Sie sie. Schälen Sie die Papaya, und schneiden Sie die Frucht in mundgerechte Scheiben.
3 Geben Sie die abgekühlten Shrimps, die Papaya und Tomaten nun ebenfalls in die Schüssel, und mischen Sie alles gut durch. Am Schluss noch Korianderblätter darüberstreuen.

Eiernudeln mit Sojasprossen

Ca. 200 g chinesische Eiernudeln • 100 g frische Sojasprossen • 1 Frühlingszwiebel • 2 Knoblauchzehen • 2 EL Pflanzenöl • 2 EL Fischsoße • 2 EL Austernsoße • 1 EL Zucker • Blätter vom Stangensellerie zum Garnieren

1 Kochen Sie die Nudeln ungefähr 4 Minuten lang. Dann abgießen, in kaltem Wasser abschrecken.
2 Waschen Sie die Sojasprossen und die Frühlingszwiebel, und schneiden Sie sie in kleine Stücke von ungefähr 2 Zentimetern.

3 Schälen und hacken Sie den Knoblauch klein, erhitzen Sie das Öl in der Pfanne, und braten Sie ihn kurz an.
4 Geben Sie nun die Nudeln dazu, und braten Sie sie ebenfalls ungefähr 2 Minuten lang. Nun Sojasprossen, Frühlingszwiebel, die Soßen und den Zucker dazugeben und weitere 2 Minuten lang garen.
5 Am Schluss das Gericht mit den gewaschenen und gezupften Sellerieblättern garnieren.

Gemüsereispfanne mit roten Linsen

1 grüne und rote Paprikaschote • 3 Frühlingszwiebeln • 1 Fleischtomate • 2 Karotten • 3 EL Pflanzenöl • 100 g Langkornreis • 50 g rote Linsen • 1 TL Kurkuma • 2 EL Instant-Gemüsebrühe • Thaibasilikum oder andere Kräuter nach Wahl zum Garnieren

1 Waschen Sie die Paprikaschoten, entkernen Sie sie, und schneiden Sie sie in Streifen. Putzen Sie die Frühlingszwiebeln, waschen Sie die Tomate, schälen Sie die Karotten, und schneiden Sie alles in Scheiben.
2 Erhitzen Sie das Öl im Wok, dünsten Sie den Reis darin glasig. Gießen Sie mit ungefähr ½ Liter Wasser auf, und geben Sie die Linsen dazu. Kurz aufkochen und Kurkuma und Gemüsebrühe in der Flüssigkeit auflösen.
3 Schließen Sie den Wok mit dem Deckel, und lassen Sie alles 10 Minuten lang köcheln. Dann Gemüse dazugeben und noch etwa 5 bis 7 Minuten lang garen lassen.
4 Zum Schluss gezupfte Blätter des Thaibasilikums darüberstreuen.

Sushi-Sashimi-Platte

100 g Sushi-Reis • 3 EL Sushi-Essig • Ca. 300 g frischer Fisch und Schalentiere (Lachs, Thunfisch, Garnelen, Meerbrasse, Kalmar etc.) in Sushi-Qualität • 1 Tube Wasabi • 1 kleiner Bund Schnittlauch • 4 EL Sojasoße • 4 EL eingelegter Ingwer

1 Kochen Sie den Sushi-Reis nach Vorschrift, mischen Sie ihn mit Sushi-Essig und lassen Sie ihn abkühlen.
2 Für die Herstellung von Nigiri-Sushi den Fisch mit einem scharfen Sushi-Messer in schräge Streifen von ungefähr 4 Zentimetern Länge, 1,5 Zentimetern Breite und 0,5 Zentimetern Dicke schneiden.
3 Nehmen Sie vom Reis eine ungefähr tennisballgroße Menge, und formen Sie ihn in der Hand zu einem rechteckigen Klößchen mit abgerundeten Kanten.
4 Verteilen Sie nun auf dem Fischstreifen einen Klecks Wasabi, und drücken Sie den Streifen vorsichtig auf den kleinen Reisballen. Drücken Sie das Nigiri-Sushi noch einmal schön in Form, und platzieren Sie es auf der Platte. Auf diese Weise können Sie mit dem Reis und verschiedenen Fischen sowie Garnelen eine abwechslungsreiche Sushi-Platte herstellen.
5 Für Sashimi schneiden Sie den Fisch gerade in etwa 1 bis 2,5 Zentimeter dicke Scheiben. Weißfleischiger Fisch wie Meerbrasse wird in hauchdünne Dreiecke von 3 Zentimetern Kantenlänge geschnitten, die sehr gut um ebenso lange Schnittlauchstücke gerollt werden können.
6 Garnieren Sie die Platten mit jeweils einem Häufchen Ingwer und einem walnussgroßen Klecks Wasabi, der in

einem kleinen Japan-Schälchen mit Sojasoße vermischt wird und als Würzsoße für den Fisch dient.

Red Snapper in Ingwersoße

3 Knoblauchzehen • 1 Peperoni • 6–8 Cherrytomaten • 2 EL Pflanzenöl • 2 Red-Snapper-Filets (ca. 200 g pro Filet) • 2 EL Sojasoße • 2 EL Austernsoße • 2 EL geriebener Ingwer • 1 EL brauner Zucker • 1 kleiner Bund Schnittlauch

1 Schälen Sie den Knoblauch, und hacken Sie ihn klein, waschen und schneiden Sie die Peperoni in feine Scheiben, waschen und halbieren Sie die Tomaten. Waschen Sie die Fischfilets und tupfen Sie sie mit Küchenpapier ab.

2 Das Öl in der Pfanne erhitzen und die Red-Snapper-Filets darin von beiden Seiten jeweils ungefähr 3 Minuten braten. Nehmen Sie den Fisch aus der Pfanne, und stellen Sie ihn auf einer Wärmeplatte zur Seite.

3 Geben Sie nun Knoblauch, Ingwer, Peperoni, Soja- und Austernsoße sowie den Zucker in die Pfanne, geben Sie eine Tasse Wasser hinzu, und lassen Sie die Soße 2 bis 3 Minuten köcheln.

4 Fügen Sie dann die Fischfilets und die halbierten Tomaten hinzu, und erhitzen Sie noch einmal alles. Waschen und halbieren Sie den Schnittlauch.

5 Richten Sie die Filets an, geben Sie die Soße dazu, und verteilen Sie die Schnittlauchstangen darüber.

TIPP Zu diesem Gericht passt Basmati-Reis sehr gut.

Entenbrust mit Thai-Spargel

20 getrocknete Mu-Err-Pilze • 250 g Entenbrust • 1 EL brauner Zucker • 2 EL Ketjap Manis (süße Sojasoße) • 2 EL Sushi-Essig • 2 Frühlingszwiebeln • 100 g Thai-Spargel oder ersatzweise grüner Spargel • 1 rote Paprikaschote • 1 Karotte • 50 g Cashewkerne • 3 EL Sonnenblumenöl • Etwas Hühnerbrühe

1 Die Mu-Err-Pilze mit heißem Wasser übergießen und quellen lassen. Schneiden Sie die Entenbrust in feine Streifen, und legen Sie diese in eine Schüssel mit dem Zucker, der Sojasoße und dem Sushi-Essig ein.

2 Waschen und putzen Sie das Gemüse, und schneiden Sie es in längliche Streifen. Rösten Sie die Cashewkerne im Wok ohne Fett, und nehmen Sie sie dann wieder heraus.

3 Lassen Sie das Öl im Wok heiß werden, und braten Sie das Entenfleisch scharf an. Schieben Sie es an den Rand, und braten Sie jetzt das gesamte Gemüse 3 bis 4 Minuten. Mischen Sie alles, und geben Sie nach Wunsch noch etwas Hühnerbrühe dazu.

4 Streuen Sie die Nüsse darüber, und reichen Sie Basmati-Reis dazu.

Rinderfilet-Streifen mit grünem Thai-Pfeffer

300 g Rinderfilet • 2 EL Sojasoße • 2 EL Sushi-Essig • 1 EL brauner Zucker • 1 rote Paprikaschote • 100 g frischer grüner Thai-Pfeffer • 3 EL Pflanzenöl, z. B. Sonnenblumenöl • 2 EL rote Currypaste

1 Schneiden Sie das Filet in Streifen, und marinieren Sie diese in der Mischung aus Sojasoße, Sushi-Essig und braunem Zucker.

2 Waschen und schneiden Sie die Paprikaschote in kleine Stücke, waschen Sie den Pfeffer, und schneiden Sie ihn in ca. 3 Zentimeter lange Stängel.

3 Erhitzen Sie das Öl im Wok oder in der Pfanne. Rühren Sie die Currypaste hinein, geben Sie Fleisch und Gemüse hinzu, und braten Sie alles ungefähr 3 bis 4 Minuten.

TIPP Auch zu diesem Gericht passt Basmati-Reis.

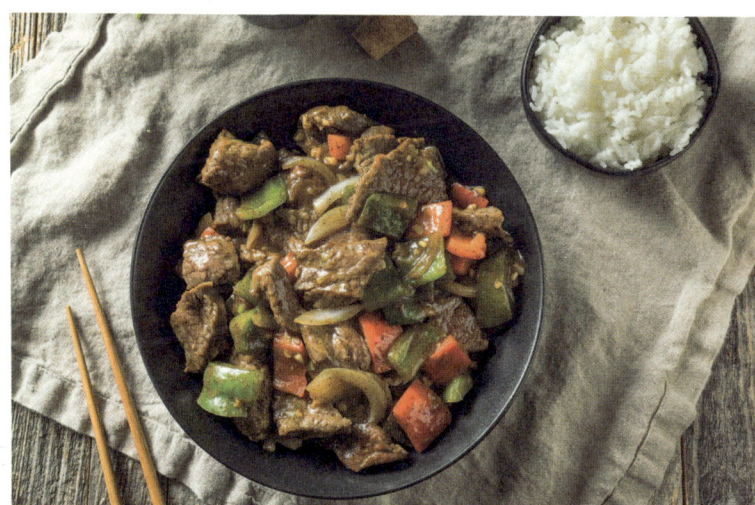

Was fördert die Eisenaufnahme, was hemmt sie?

Am besten kann der Körper Eisen aufnehmen, wenn es zusammen mit Vitamin C in den Organismus gelangt. Das gilt besonders für das pflanzliche Eisen. Hier genügt beispielsweise schon ein Glas Orangensaft vor dem jeweiligen Essen.

Milch, Kakao, Kaffee und Tee dagegen hemmen die Eisenaufnahme. Daher sollten Sie diese Getränke rund um die Mahlzeiten besser nicht zu sich nehmen. Mineralstoffe wie Kalzium oder Magnesium können ebenfalls die Eisenresorption beeinträchtigen, da sie bei der Aufnahme mit Eisen in Konkurrenz gehen. Daher ist es ratsam, Mineralstoffpräparate nicht gemeinsam mit Eisen einzunehmen.

Weitere Substanzen, die für die Eisenaufnahme hinderlich sind: Oxalsäure in Rhabarber und Spinat, Phytinsäure in Reis und Soja oder Tannine in Kaffee und schwarzem Tee. Auch manche Medikamente wie Antibiotika oder Antazida (welche die Magensäure neutralisieren) hemmen die Eisenaufnahme.

Patienten, die wegen einer Schilddrüsenfunktionsstörung Schilddrüsenhormone einnehmen müssen, sollten unbedingt daran denken, dass deren Wirkung durch Eisen herabgesetzt werden kann. Ursache dafür ist eine sogenannte Komplexbildung, das heißt, beide Substanzen verbinden sich miteinander und beeinträchtigen so die erwünschte Wirkung.

Eisensubstitution durch Nahrungsergänzungsmittel?

Wenn kein Verdacht auf Eisenmangel vorliegt, besteht auch keine Notwendigkeit, Eisenpräparate einzunehmen. Ärzte raten sogar davon ab, eigenmächtig Eisentropfen oder -tabletten zu schlucken, da dies zu Überdosierungen und Nebenwirkungen führen kann. Wenn Sie wissen möchten, wie es um Ihre Eisenwerte bestellt ist, sollten Sie Ihren Arzt konsultieren und eine Blutuntersuchung vornehmen lassen. Dies empfiehlt sich auch vor der Einnahme von Nahrungsergänzungsmitteln wie

KRÄUTERBLUT UND CO.

INFO

Ein empfehlenswertes Produkt bei nachgewiesenem Eisenmangel und bei Blutarmut ist der nahezu jedermann bekannte Saft »Kräuterblut«, der organisch gebundenes Eisen enthält und in der Apotheke oder Drogerie erhältlich ist. Die Einnahme und Dosierung sollte in jedem Fall mit Ihrem Arzt abgesprochen sein. Auch das Vitalstoffkonzentrat »LaVita« vermag auf sanfte und natürliche Weise die Eisenwerte zu verbessern. Das Saftkonzentrat besteht aus über 70 Lebensmitteln – Gemüse, Obst und Kräutern – sowie wichtigen Vitaminen und einer ganzen Reihe von Spurenelementen. Die vielen wertvollen Inhaltsstoffe wirken im Zusammenspiel und zeichnen sich durch eine hohe Bioverfügbarkeit aus.

z. B. Multivitamin-Mineralstoff-Präparaten. Auch wenn die darin enthaltenen Eisenmengen vergleichsweise sehr gering sind, kann es doch zu unerwünschten oder unerwarteten Wechselwirkungen kommen. Außerdem enthalten solche Präparate meist auch Mineralstoffe wie Kalzium und Magnesium, welche die Aufnahme von Eisen gegen null reduzieren können. Da der Körper so nicht von der Eisengabe profitieren kann, ist es schade ums Geld.

Wann ist eine Mikronährstofftherapie mit Eisen angezeigt?

Wenn ein Eisenmangel vorliegt, der über die Ernährung offensichtlich nicht behoben werden kann, oder sich sogar schon eine Anämie eingestellt hat, sollte eine rasche Substitutionstherapie erfolgen. Diese kann mit Tabletten, Injektionen oder Infusionen durch den Arzt durchgeführt werden. Tabletten müssen über einen Zeitraum von mindesten drei bis sechs Monaten regelmäßig und konsequent eingenommen werden, um die Eisenspeicher zu füllen und eine Anämie auszugleichen. Manche Patienten vertragen die orale Therapie mit Eisentabletten auch nicht so gut und klagen über Nebenwirkungen wie Bauchschmerzen, Übelkeit oder Verstopfung. Die Therapie mit Injektionen oder Infusionen hat demgegenüber den Vorteil, dass sie schneller wirkt, da das Eisen sofort in den Blutkreislauf gelangt und dort verfügbar ist. Die Symptome einer Anämie wie

Blässe, Müdigkeit, Erschöpfung und Abgeschlagenheit bessern sich dadurch auch meist rascher. Zudem sind die Nebenwirkungen bei der Verabreichung von Eisen in die Vene häufig geringer. Es gibt moderne Präparate, die sehr gut verträglich sind und über ein hohes Wirkungspotenzial verfügen.

Eisenmangel und Anämie sind in dieser Hinsicht ideal zu behandelnde Symptome. Wenn Sie Zeichen eines Eisenmangels bei sich bemerken sollten, sich müde, abgeschlagen und schwach fühlen oder sehr blass sein sollten, scheuen Sie sich nicht, den Arzt aufzusuchen. Durch einen einfachen Bluttest und Messung der Eisenwerte kann er herausfinden, ob Eisenmangel die Ursache Ihrer Beschwerden ist, und Ihnen rasche und effiziente Hilfe zuteilwerden lassen – sodass Sie schnell wieder fit und gesund werden!

Die wichtigsten Fragen und Antworten vom Bundesinstitut für Risikobewertung

▶ **Wie viel Eisen brauchen wir am Tag?**
Der Eisenbedarf ergibt sich aus den täglichen Eisenverlusten über Stuhl, Urin und Schweiß und beträgt etwa 1 mg pro Tag. Bei Frauen kommen Verluste durch die Regelblutung hinzu. Während des Wachstums und in der Schwangerschaft ist der Eisenbedarf ebenfalls deutlich erhöht.

Es reicht jedoch nicht aus, Eisen in Höhe des Bedarfs von etwa 1 mg pro Tag mit der Nahrung aufzunehmen. Denn nur etwa 10 bis 15 Prozent des Eisens in der Nahrung sind für den Körper tatsächlich verfügbar. Dies hat die Deutsche Gesellschaft für Ernährung (DGE) in den Empfehlungen für die Eisenzufuhr berücksichtigt, indem sie zur Deckung des täglichen Eisenbedarfs von etwa 1 mg empfiehlt, dass Jugendliche und Erwachsene zwischen 10 und 15 mg und Kinder zwischen 8 und 10 mg Eisen pro Tag aufnehmen. Schwangeren und Stillenden werden weit höhere Aufnahmemengen von 30 bzw. 20 mg pro Tag empfohlen.

▶ **Warum brauchen Frauen in der Schwangerschaft so viel Eisen?**

In der Schwangerschaft steigt der Bedarf an Eisen, weil Plazenta und Gebärmutter zusätzlich mit Eisen versorgt werden müssen. Außerdem legt der Fötus eigene Eisenspeicher an.

▶ **Wird Eisen im Körper gespeichert?**

Das nicht für die Herstellung von Hämoglobin und anderen Proteinen verwendete Eisen wird als Ferritin und – bei gefüllten Ferritinspeichern – als Hämosiderin gespeichert. Die Speichergröße unterliegt allerdings erheblichen Schwankungen. Bei Bedarf kann Eisen aus Ferritin mobilisiert und zur Hämoglobinsynthese herangezogen werden.

▶ **Eisen ist nicht gleich Eisen: Wodurch unterscheiden sich pflanzliches und tierisches Eisen?**

Der Mensch kann Eisen aus tierischen Lebensmitteln (Häm-Eisen) sehr viel besser verwerten als aus Obst und Gemüse (Nicht-Häm-Eisen). Denn pflanzliches Eisen liegt meistens fest gebunden und in dreiwertiger Form (Fe^{3+}) vor. Damit der Körper es aufnehmen kann, muss er es zunächst in eine lösliche Form überführen und zu zweiwertigem Eisen (Fe^{2+}) reduzieren. Häm-Eisen in Fleisch, Geflügel und Fisch liegt als zweiwertiges Eisen vor. Im menschlichen Organismus wird es über einen spezifischen Aufnahmeweg im Darm etwa zwei- bis dreimal besser aufgenommen.

▶ **Welche Faktoren hemmen oder fördern die Eisenaufnahme?**

Die Aufnahme von Eisen aus pflanzlichen Lebensmitteln ist von verschiedenen Faktoren abhängig: Meist ist das Eisen an andere Stoffe gebunden, die die Aufnahme hemmen, wie z. B. Lignin, Oxalsäure, Phytat und Phosphat, die in Getreide, Reis und Hülsenfrüchten vorkommen. Auch ist bekannt, dass Tannin aus schwarzem Tee, Kaffee oder Rotwein, Kalziumsalze und einige Medikamente die Aufnahme hemmen. Vitamin C, organische Säuren wie Zitronen- oder Milchsäure und die Aminosäuren Methionin und Cystein (Abbauprodukte von tierischem Eiweiß) fördern dagegen die Aufnahme von pflanzlichem Eisen. Die Aufnahme von Häm-Eeisen aus

Fleisch, Geflügel und Fisch wird durch andere Nahrungsbestandteile kaum beeinflusst.

Insgesamt scheint jedoch die Zusammensetzung der gesamten Nahrung für die Höhe der Eisenausnutzung im Körper wichtiger zu sein, als die Form, in der das Eisen in einem bestimmten Lebensmittel vorkommt. Zudem wird die Eisenaufnahme durch den individuellen Bedarf und den Speicherstatus bestimmt: Besteht ein geringer Bedarf an Eisen oder sind die Eisenspeicher ausreichend gefüllt, so sinkt die Eisenaufnahme aus der Nahrung.

▶ Welche Lebensmittel sind reich an Eisen?

Fast jedes Lebensmittel enthält Eisen, wenn auch meist in sehr geringen Mengen. Fleisch ist der beste Eisenlieferant, weil Eisen daraus für den Körper am besten verfügbar ist.

Einige Lebensmittel pflanzlicher Herkunft sind ebenfalls reich an Eisen, so z. B. Hülsenfrüchte sowie Getreideprodukte aus Vollkornmehl. Ihr Beitrag zur Bedarfsdeckung ist aber geringer, weil Eisen aus pflanzlichen Lebensmitteln weniger gut vom Körper verwertet werden kann. In Deutschland wird das meiste Eisen über Brot, Fleisch und Wurstwaren aufgenommen.

▶ Wie ist die Bevölkerung mit Eisen versorgt?

Aktuelle Verzehrerhebungen zeigen, dass Jungen und Männer in allen Altersgruppen mehr als ausreichend mit Eisen versorgt sind. Dies ist auch auf den hohen Fleischverzehr in diesen Bevölkerungsgruppen zurückzuführen. Da Eisen aus Fleisch (Häm-Eisen) sehr viel besser vom Körper genutzt werden kann als aus Obst und Gemüse, nehmen diese Gruppen nicht nur große Mengen, sondern auch gut verfügbares Eisen zu sich. Dagegen bleiben Mädchen und Frauen unter 50 Jahren im Durchschnitt unter den Zufuhrempfehlungen, während ältere Frauen nach der Menopause gut mit Eisen versorgt sind. Prinzipiell gilt, dass eine Unterschreitung der empfohlenen Zufuhr nicht zwangsläufig auf einen Mangel schließen lässt. Um festzustellen, ob tatsächlich eine Unterversorgung vorliegt oder nicht, müssen Blutuntersuchungen über den Eisenstatus und die vorhandenen Speicher durchgeführt werden.

▶ **Worauf sollten Personen achten, die sich vegetarisch ernähren?**

Vegetarier sollten darauf achten, viel Vitamin C und organische Säuren (Zitronensäure, Milchsäure) mit der Nahrung aufzunehmen, da diese die Aufnahme von Eisen aus pflanzlichen Lebensmitteln steigern. Sie sollten möglichst Getreide(produkte) aus Vollkorn (bei Brot möglichst Sauerteigbrot) verwenden. Zudem sind bestimmte Zubereitungstechniken hilfreich zur Verbesserung der Eisenaufnahme wie z. B. das Einweichen oder Keimen von Getreide und Hülsenfrüchten, wodurch der Gehalt an Phytaten, die die Eisenaufnahme hemmen, verringert werden kann.

▶ **Leiden Vegetarierinnen und Vegetarier häufiger unter Eisenmangel als der Bevölkerungsdurchschnitt?**

Wer sich vegetarisch ernährt, kann eine ähnlich hohe oder sogar höhere Eisenzufuhr erreichen, als Menschen, die Fleisch verzehren. Voraussetzung dafür ist aber eine gezielte Auswahl an eisenreichen Nahrungsmitteln. Haupteisenquellen in der vegetarischen Ernährung sind Gemüse, Obst, Getreide sowie Nüsse, Samen und Soja. Bisherige Untersuchungen zeigen, dass Vegetarierinnen und Vegetarier bei einer ausgewogenen Lebensmittelauswahl nicht häufiger als der Bevölkerungsdurchschnitt von einem Eisenmangel betroffen sind. Vermutlich ist dies u. a. darauf zurückzuführen, dass der Körper die Fähigkeit hat, die Menge des Eisens aus der Nahrung effizienter zu verwerten, wenn die Speichervorräte gering sind.

Allerdings können Schwangere und Stillende, die einen erheblich höheren Eisenbedarf haben, die Zufuhrempfehlungen von 20–30 mg Eisen pro Tag ohne den Verzehr von Fleisch (und Fisch) kaum erreichen. Nach Rücksprache mit einem Arzt kann es in diesen Situationen unter Umständen sinnvoll sein, zusätzliches Eisen in Form von Tabletten einzunehmen.

Hilfreiche (Web-)Adressen

www.eisen-netzwerk.de

Hämochromatose Vereinigung Deutschland e. V.
Linder Weg 88 A · 51147 Köln
E-Mail: info@haemochromatose.org
Website: www.haemochromatose.org

Hämochromatose Forum
Königstor 1 · 34117 Kassel
E-Mail: haemochromatose@aol.com
Website: www.haemochromatose-forum.de

Deutsche Gesellschaft für Orthomolekulare Medizin e. V.
Veldener Straße 56 · 52349 Düren
E-Mail: info@dgom.de
Website: www.dgom.de

i-gap: Internationale Gesellschaft für
angewandte Präventionsmedizin e. V.
Währinger Straße 63 · A-1090 Wien
E-Mail: office@i-gap.org
Website: www.i-gap.org

Register

Anämie 14, 16, 19, 23, 28 f., 49, 51, 52 ff., 66, 74, 118 ff.

Bioverfügbarkeit 83, 85, 117
Blutbildung 14, 23, 28, 41, 52, 66
Blutarmut 7, 14, 19, 23, 47, 51 f., 57, 66, 117
Burn-out 7, 26

Depression 31, 43
Dopamin 32 f.

Eisendefizit 7, 22, 26, 30, 34, 37, 43 f., 51, 62, 64
Eisenspeicherkrankheit 65 f., 68, 70, 76
Eisensubstitution 51, 117
Eisenüberschuss 66, 69, 72, 75 f.
Element 6, 12 ff., 19, 34, 60
Energiemangel 24 f.
Ernährung 8, 22, 39, 41, 46, 59, 62, 64, 75 ff., 80 ff., 90 ff., 118, 120, 124
Erschöpfung 7, 25 f., 45, 56
Erythrozyten 14 f., 19, 23, 29, 49 f., 52, 54 f., 73

Fisch 58, 84, 86, 92 f., 96; 100, 104 und 112 f. (Rezepte); 121 ff.

Fleisch 17, 42, 58 f., 76, 82 ff., 86 f., 92 f., 96; 98 f., 106 ff., 114 f. (Rezepte); 121 ff.
Frauen 13, 15 f., 19, 39 ff., 55, 63, 66, 83, 119 f., 123
Ferritin 13, 17, 22 f., 26, 29, 70, 120
Ferroportin 67, 71

Gemüse 17, 42, 58, 62, 83 f., 86 ff., 95, 97 ff. (Rezepte), 121 ff.
Getreide 42, 83 f., 86, 90, 121 ff.
Gewürze 62, 85 f., 88 f., 94 f.

Haarausfall 28 f., 63
Häm-Eisen 17, 59 f., 121, 123
Hämochromatose 65 ff., 70, 72 ff.
Hämoglobin 14, 16 f., 19, 22 f., 29, 52, 54, 80 f., 120
Hämosiderin 17, 120
Hashimoto-Thyreoiditis 8, 36 f.
Haut 6, 16, 23, 28, 30, 35, 54, 68
Hormonstoffwechsel 30
Hülsenfrüchte 83, 121 ff.

Immunsystem 27, 30, 33, 38, 56, 59

Jod 7, 33 f., 36, 59, 77

REGISTER

Kinder 7, 13, 27, 33 ff., 44 f., 53, 77, 91, 120
Konzentration 9, 18, 32 f., 46, 67, 70
Kräuter 83 ff., 86, 88 ff., 94 f, 97 ff. (Rezepte), 117
Kräuterblut 117

Laborwerte 19, 29
Lebensmittel 42, 59, 62, 75 ff., 82 f., 85, 87, 117, 121 ff.

Melatonin 37 f.
Mikronährstofftherapie 87
Milch 60, 91, 116
Mineralstoff 30, 44, 53, 59 f., 90 f., 116, 118
Monatsblutung 40, 62 f.
Müdigkeit 7, 25, 35, 44, 46, 68
Myoglobin 14, 16 f., 62

Nägel 6, 13, 18, 28, 30, 63
Nahrungsergänzungsmittel 8, 43, 62, 75, 77, 117 f.
Nüsse 83, 114 (Rezept), 124

Obst 87, 117, 121, 123 f.
Operation 14, 57

Pilze 83 f., 86; 103, 108, 109 und 114 (Rezepte)
Protein 16 f., 66, 71, 120

Risikogruppen 39, 77

Schilddrüse 7 f., 33 ff., 68 f.
Schilddrüsenhormone 29, 33 f., 117
Schlafstörungen 7, 31, 63
Schwäche 7, 68
Schwangerschaft 36, 41, 119 f.
Senioren 46, 50
Serotonin 31, 37 f.
Serum-Eisen 19
Serum-Ferritin 19
Sport 60 ff.
Stahlquelle 93 f.
Stillende 77, 120, 124
Synapsen 32

Transferrin 13, 22 f., 70 f.
Tumorerkrankung 63

Veganer 42, 58, 60
Vegetarier 42, 58, 60, 92

Wasser 14, 83 f.
Wildkräuter 89 f.

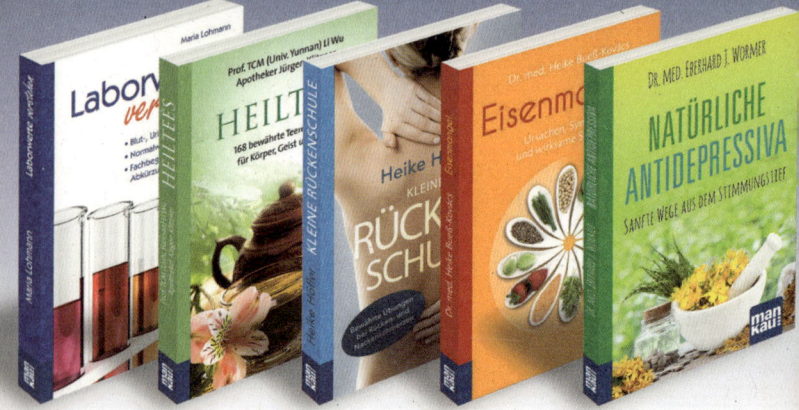

Auswahl aus unserer Kompakt-Reihe:

Baur/Thurner: Die besten Pilates-Übungen
ISBN 978-3-86374-272-0

Bloos: Heilsteine
ISBN 978-3-86374-311-6

Bueß-Kovács: Eisenmangel
ISBN 978-3-86374-290-4

Donhauser: Vegan kompakt
ISBN 978-3-86374-252-2

Frohn: Das kleine Buch der Hausmittel
ISBN 978-3-86374-264-5

Hätscher-Rosenbauer: Kleine Augenschule
ISBN 978-3-86374-314-7

Harnisch: Moringa oleifera
ISBN 978-3-86374-193-8

Höfler: Energiequelle Beckenboden
ISBN 978-3-86374-420-5

Höfler: Kleine Rückenschule
ISBN 978-3-86374-329-1

Li/Klitzner: Heiltees
ISBN 978-3-86374-184-6

Lohmann: Laborwerte verstehen
ISBN 978-3-86374-158-7

Alles auf einen Blick:
www.gesundheit-kompakt.info

Neumayer: Erste Hilfe bei Hitzewallungen & Co.
ISBN 978-3-86374-435-9

Neumayer: Multitalent Zink
ISBN 978-3-86374-317-8

Reik: Sicher als Frau
ISBN 978-3-86374-299-7

Reik: Tai Chi für zwischendurch
ISBN 978-3-86374-377-2

Reim: Faszien
ISBN 978-3-86374-287-4

Reim: Taping
ISBN 978-3-86374-361-1

Reim: Thera-Band
ISBN 978-3-86374-426-7

Rias-Bucher: Garten-Smoothies
ISBN 978-3-86374-199-0

Rias-Bucher: Keimlinge und Sprossen
ISBN 978-3-86374-364-2

Rias-Bucher: Smoothies für Körper, Geist und Seele
ISBN 978-3-86374-164-8

Röcker: Heilen mit Bachblüten
ISBN 978-3-86374-161-7

Schwinghammer: Knigge kompakt
ISBN 978-3-86374-258-4

Sommer: Sven Sommers Homöopathische Haus- und Reiseapotheke
ISBN 978-3-86374-010-8

Spitz/Grant: Vitamin D
ISBN 978-3-86374-178-5

Straubinger: Säure-Basen-Balance
ISBN 978-3-86374-255-3

Winter: Abnehmen ist leichter als Zunehmen
ISBN 978-3-86374-126-6

Wolffskeel: Die 12 Salze des Lebens
ISBN 978-3-86374-129-7

Wormer: Bluthochdruck
ISBN 978-3-86374-380-2

Wormer: Diabetes
ISBN 978-3-86374-383-3

Wormer: Fibromyalgie
ISBN 978-3-86374-211-9

Wormer: Hashimoto
ISBN 978-3-86374-175-4

Wormer: Natürliche Antidepressiva
ISBN 978-3-86374-423-6

Wormer: Tinnitus
ISBN 978-3-86374-275-1

Zobernig: Räuchern für die Seele
ISBN 978-3-86374-535-6

Unsere Bücher erhalten Sie bei Ihrem Buchhändler! Besuchen Sie auch unsere Internetseite mit Bestellmöglichkeit, Internetforum, Leseproben, Veranstaltungstipps und Newsletter: **www.mankau-verlag.de**

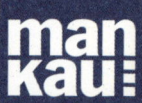